SEXO: MUITO PRAZER

Como homens e mulheres podem se relacionar e desfrutar melhor do sexo

SÉRIE **L&PM** POCKET SAÚDE

Editor da série saúde: Dr. Fernando Lucchese

Comer bem, sem culpa – Dr. Fernando Lucchese, José Antonio Pinheiro Machado e Iotti
Desembarcando a Hipertensão – Dr. Fernando Lucchese
Desembarcando a Tristeza – Dr. Fernando Lucchese
Desembarcando o Colesterol – Dr. Fernando Lucchese e Fernanda Lucchese
Desembarcando o Diabetes – Dr. Fernando Lucchese
Desembarcando o Sedentarismo – Dr. Fernando Lucchese e Cláudio Nogueira de Castro
Dieta mediterrânea – Dr. Fernando Lucchese e José Antonio Pinheiro Machado
Fatos & mitos sobre sua saúde – Dr. Fernando Lucchese
Filhos sadios, pais felizes – Dr. Ronald Pagnoncelli
Para entender o adolescente – Dr. Ronald Pagnoncelli
Pílulas para prolongar a juventude – Dr. Fernando Lucchese
Pílulas para viver melhor – Dr. Fernando Lucchese
Sexo: muito prazer – Laura Meyer da Silva
Viajando com saúde – Dr. Fernando Lucchese

Laura Meyer da Silva

SEXO: MUITO PRAZER

Como homens e mulheres podem se relacionar e desfrutar melhor do sexo

www.lpm.com.br

L&PM POCKET

Coleção **L&PM** Pocket vol. 735

Série saúde/11

Capa: Marco Cena
Preparação de original: Jó Saldanha
Revisão: Lia Cremonese

CIP-Brasil. Catalogação-na-Fonte
Sindicato Nacional dos Editores de Livros, RJ

S581s Silva, Laura Meyer da, 1960-
Sexo: muito prazer – como homens e mulheres podem se relacionar e desfrutar melhor do sexo / Laura Meyer da Silva. – Porto Alegre, RS : L&PM, 2008.
112p. – (L&PM Pocket Saúde ; v.735)

Inclui bibliografia
ISBN 978-85-254-1834-0

1. Relações homem-mulher. 2. Sexo (Psicologia). I. Título. II. Série.

08-4086. CDD: 155.3
CDU: 159.922.1

Rua Comendador Coruja 314, loja 9 – Floresta – 90.220-180
Porto Alegre – RS – Brasil / Fone: 51.3225.5777 – Fax: 51.3221-5380

Pedidos & Depto. Comercial: vendas@lpm.com.br
Fale conosco: info@lpm.com.br
www.lpm.com.br

Impresso no Brasil
Primavera de 2008

Apresentação

Este título é muito sugestivo, pois remete ambiguamente à necessidade de conhecimento e ao prazer gerado pelo sexo. A dra. Laura Meyer da Silva, em linguagem simples e direta, faz uma revisão de qualidade sobre este tema instigante e milenar. Não é fácil escrever sobre sexo, visto que o volume de obras existentes inibe quem não tem a experiência necessária para enfrentar o assunto com maturidade. Aliás, este não é o problema da dra. Laura. Psicóloga experiente, atuando há anos com o tema, ela transita confortavelmente por questões polêmicas e delicadas como quem realmente pode andar sobre águas turvas ou areias movediças sem vacilações. Este é certamente o maior mérito do livro: a abordagem simples, sincera, direta e informativa sobre os meandros do sexo, mantendo a vista focada no genuíno prazer por ele proporcionado.

Pelo exposto, não tive dúvidas em recomendar a edição de *Sexo: muito prazer* como parte da Série L&PM Pocket Saúde, que certamente sai enriquecida com esta inclusão.

Fernando Lucchese
Editor da Série L&PM Pocket Saúde

Dedico este livro para o Zé e a Paola

SUMÁRIO

Introdução

Nos meus 23 anos como psicóloga clínica, tenho tido a oportunidade de acompanhar muitos pacientes – homens e mulheres – e a maioria deles com problemas sexuais. Felizmente são pessoas que foram buscar ajuda para resolver suas angústias, mas e as outras? Aquelas que nem sequer conseguem ou podem buscar um auxílio? Pessoas que sofrem com suas dificuldades sexuais, mas que as negam, não as reconhecem, não querem ou não podem tomar conhecimento delas, têm vergonha, medo ou acham que com o tempo conseguirão resolvê-las sozinhas. Mas que nada, o tempo vai passando e elas vão sobrevivendo, aprisionadas em seus conflitos. Pior, muitas vezes nem se dão conta da vida limitada que levam.

Vou contar um fato que chamou muito a minha atenção. Durante um trabalho sobre qualidade de vida dos homens, precisava aplicar um questionário para avaliar a satisfação de vida (Fugl-Meyer) em 130 homens que fossem meus pacientes e em 130 que fossem aparentemente saudáveis. Reuni sem dificuldade os 130 pacientes, mas e os outros... Precisava de homens que não tivessem problemas sexuais, então antes de aplicar o questionário propriamente dito, utilizei uma questão do questionário Beck de depressão. Para fazer parte do grupo, os homens deveriam assinalar a primeira alternativa. A pergunta era:

"O quanto satisfeito você está com os diferentes aspectos da sua vida?" Havia quatro alternativas para ela:

( ) Não notei qualquer mudança recente no meu interesse por sexo.
( ) Estou menos interessado por sexo do que costumava.
( ) Estou muito menos interessado por sexo agora.
( ) Perdi completamente o interesse por sexo.

Embora seja difícil de acreditar, foi complicado conseguir 130 homens que assinalassem a primeira alternativa. Isso não só retardou em muito meu trabalho, como me fez pensar no grande número de pessoas, homens e mulheres, que têm dificuldades sexuais e que estão por aí sofrendo, acabrunhadas, desanimadas e, por vergonha ou medo de enfrentar esse problema, ou mesmo sem saber que pode haver uma solução para ele, não procuram ajuda. Às vezes até por dificuldades financeiras.

Foi pensando nessas pessoas que me surgiu a idéia de escrever este livro. Ele pode ser uma alternativa econômica, rápida e fácil para responder a certas questões, dar uma luz ou pelo menos inquietar, desacomodar e mesmo questionar comportamentos. Ele assusta menos do que uma pessoa real. Não é fácil colocar a vergonha de lado e assumir as nossas dificuldades. Conhecer a si próprio é um dos maiores desafios do ser humano. O filósofo Sócrates já dizia: "Ó homem, conhece-te a ti mesmo e conhecerás o Universo e os Deuses".

Espero que este livro possa proporcionar algum tipo de ajuda para essas pessoas e que, de alguma forma, elas consigam enfrentar suas dificuldades sexuais e, quem sabe, obter algumas respostas para suas vidas.

Gostaria de dizer ainda que, embora tenha citado um exemplo só de homens, não são só eles que enfrentam problemas sexuais. E minha experiência, pasmem, mostra que o número de mulheres com problemas sexuais talvez seja tão grande quanto o dos homens. Só que as mulheres não procuram tanto ajuda quanto eles. Os homens buscam auxílio porque estão desesperados. Ou porque acham que vão perder a mulher, ou já a perderam, pelo problema sexual. É claro que essa é a interpretação que *eles* fazem, pois dificilmente uma mulher deixa um homem só porque ele está com problemas sexuais. A mulher que gosta realmente do seu parceiro vai procurar fazer de tudo para ajudá-lo.

A questão é que se o homem não tem uma ereção, a relação sexual não acontece. Já a mulher, ela não é obrigada a ter um orgasmo. Ela não está preocupada se vai falhar ou não. E a sua falta de desejo pode até passar desapercebida pelo homem. Além disso, para elas, é muito prazeroso o toque, os carinhos, sentir-se desejada, amada, e o fato de não conseguirem prazer no ato sexual propriamente dito, de não terem orgasmo, fica relevado ao segundo plano. Será que não dão tanto valor ao sexo? Ou talvez a si mesmas? Uma coisa é certa, a pessoa precisa querer se tratar. Não adianta procurar tratamento pelo outro. É necessário ter consciência de que existem dificuldades, reconhecê-las e querer mudar. Só assim é que um tratamento pode realmente ajudar.

É aqui que entra a questão da auto-estima, um dos assuntos do nosso livro. Digo nosso porque foi construído com a ajuda dos meus pacientes, da minha família, do meu marido, da minha filha, de meu ex-terapeuta, do meu analista, de professores, colegas, supervisores, orientadores, livros, experiências e amigos que me rodearam e rodeiam e com quem troco experiências de vida que me enriquecem diariamente. Este livro só foi possível graças a essas experiências, aquelas pelas quais eu passei e as que adquiri em minha relação com os outros. Viver é isso, relacionar-se intensamente com as pessoas. Mas relacionar-se com qualidade. É isso que faz toda a diferença. Espero que esse livro possa contribuir também para a melhora na relação sexual e para o enriquecimento e a construção de alguns relacionamentos.

Gostaria de fazer alguns agradecimentos, em especial para Cláudio Telöken, pelo convite para trabalhar com os pacientes do ambulatório de Andrologia da Irmandade da Santa Casa de Misericórdia de Porto Alegre (ISCMPA) – foi nesse momento que iniciei meu trabalho nesta área. Aproveito para agradecer a todos ex-residentes da Urologia e os atuais; a todos professores, alunos, colaboradores do Instituto de Terapias Integradas (ITI); à Carmem, minha mão direita e esquerda; ao meu grupo de estudos em sexualidade da Sociedade Psicanalítica de Porto Alegre; a Joel Nogueira, por me acompanhar nesta longa jornada; aos meus pais Roberto e Mariette, e a todos que de uma forma ou outra participaram e participam da minha vida.

1
O que é terapia sexual

Problemas, das mais diversas causas, estão sempre nos desafiando, dificultando o nosso dia-a-dia. A vida é assim, um permanente enfrentamento de problemas. Mas existem alguns que são mais complicados, difíceis de se compreender e de serem solucionados sozinhos. É nessas situações que nós, os psicólogos, podemos ajudar. Como psicóloga, atendo pacientes em análise (aqueles que deitam no divã) e em psicoterapia (quando sentamos frente a frente) e faço também um trabalho de terapia sexual. Para cada situação aplica-se uma dessas técnicas. Os problemas sexuais são resolvidos preferencialmente com o casal, mas também pode-se trabalhar com o paciente individualmente. A terapia sexual serve para resolver, basicamente, o problema sexual, e por isso, em geral, é um tratamento mais rápido. Entretanto, muitas vezes as pessoas apresentam problemas sexuais que são derivados de outros problemas e não percebem.

Muitas pessoas têm medo do que podem descobrir a respeito de si mesmas e por isso não procuram auxílio. Portanto, quando um paciente inicia um tratamento, ele(a) já está cinqüenta por cento melhor, só pelo fato de ter conseguido reconhecer que tinha problemas, precisava de ajuda e ter decidido procurá-la.

As disfunções sexuais são consideradas sintomas psicossomáticos. Entretanto, mesmo sendo muitas vezes a expressão de um profundo distúrbio emocional ou de uma doença mental, podem ocorrer em pessoas com perfeito funcionamento em outras áreas e que não demonstram nenhum sintoma psicológico. A proposta da terapia sexual é transpor, com a orientação adequada e de forma breve, através de exercícios e tarefas eróticas desenvolvidos preferencialmente pelo casal, em casa (ou onde for mais conveniente), os obstáculos que interferem no bom funcionamento da relação sexual.

A diferença entre a terapia sexual e a psicoterapia é que nesta última o tratamento procura reconstruir a personalidade do paciente, favorecendo a solução dos seus conflitos inconscientes. Como os sintomas sexuais são vistos como expressões de conflitos subconscientes e/ou transações interpessoais destrutivas, não existe a orientação do terapeuta no sentido de sugerir exercícios, o tratamento é apenas através do diálogo entre paciente e terapeuta. Já a terapia sexual, como seu objetivo é mais limitado, preocupa-se exclusivamente com o aperfeiçoamento das funções sexuais. Entretanto, durante o tratamento, os conflitos que levaram ao surgimento dos problemas sexuais podem aparecer. Nesse caso, eles devem ser tratados em alguma extensão, para poder solucionar a dificuldade sexual. Muitas vezes é possível fazer uma costura das duas técnicas para ajudar o paciente, pois, como eu disse antes, a psicoterapia não trata o problema sexual nem o sintoma sexual isoladamente, como se faz na terapia sexual. A ênfase do tratamento psicoterápico é posta na solução das dificuldades intrapsíquicas e interpessoais mais profundas. A melhora do problema sexual é vista como um produto da solução dos problemas mais básicos da personalidade e/ou das mudanças da dinâmica conjugal patológica. O tratamento não termina quando melhora a disfunção sexual, mas quando terapeuta e paciente sentem que os conflitos inconscientes básicos foram resolvidos. Já a terapia sexual, ela é considerada completa e finalizada quando as dificuldades sexuais do casal foram aliviadas e quando os fatores diretamente responsáveis pelo problema foram identificados e suficientemente resolvidos.

No entanto, o objetivo de qualquer tratamento, seja a terapia sexual, que é mais focal e breve, seja a psicoterapia, é libertar a pessoa de suas inibições e permitir a ela desfrutar uma vida mais livre e plena.

As disfunções sexuais mais comuns, de acordo com o Consenso Latino-Americano de Disfunção Erétil de 2003, são:

Nos homens:

- ❑ disfunção erétil (antigamente chamada impotência, mas em desuso pela conotação pejorativa);
- ❑ ejaculação precoce (ou prematura, também chamada de rápida);

- ejaculação retardada e
- diminuição ou perda da libido.

E nas mulheres:

- dificuldade relacionada ao desejo sexual (hipoatividade, aversão sexual);
- dificuldade na excitação sexual;
- dificuldade relacionada ao orgasmo e
- dor sexual (dispareunia, vaginismo, dor sexual não relacionada ao coito).

2
Auto-estima

Nosso ponto de partida é o momento em que existir é ser, e ser a partir do desejo do outro. Uma pessoa necessita ser desejada por outro ser humano para poder existir. E este é um requisito básico para nossa auto-estima: sermos o objeto de desejo de alguém. Se nascemos sem termos sido desejados, nossa história já começa mal.

A nossa auto-estima é construída a partir do momento em que nascemos, aliás, até mesmo antes, dependendo do quanto fomos desejados. A partir daí, a forma como nossos pais nos tratam, o valor que nos dão, o reconhecimento e o reforço que recebemos, por parte deles, a cada progresso que fazemos, desde a primeira mamada, o engatinhar, os primeiros passos, as primeiras palavras, é que vão construindo a nossa auto-estima. Cada vez que nos esforçamos para fazer alguma coisa, é importante recebermos o reforço positivo. Expressões como: "Isso, filhinho(a)", "muito bem", "assim mesmo", "você vai conseguir" são estímulos, nos incentivam, nos fazem acreditar que somos capazes. É dessa forma que a nossa auto-estima vai sendo construída, e é ela a responsável pela nossa sensação de segurança, de confiança em nós mesmos, em nossas capacidades. Se eu não acredito em mim, na minha capacidade de conquistar alguém ou alguma coisa, não vou confiar no outro.

É claro que essa conquista tem limites. Não se pode cair no outro extremo que é achar que se pode tudo e não tolerar a frustração de um "não". A supervalorização pessoal também não é uma atitude positiva, pois aquele que age assim acaba se achando muito superior aos outros e torna-se bastante complicado o relacionamento com ele. Ninguém nunca será bom o bastante para essa pessoa.

A diferença entre a auto-estima do homem e a da mulher

Nessa questão, homens e mulheres funcionam também de uma forma um pouco diferente, talvez pela cultura, pela religião ou pela forma de serem criados ou, quem sabe, por tudo isso junto. A auto-estima da mulher tem uma vinculação muito direta com a beleza: ser bonita ou feia, e a do homem está relacionada à sua capacidade sexual.

O menino é incentivado, desde muito pequeno, a valorizar o pênis. Cresce escutando que aquilo que tem no meio das pernas é de um valor imensurável. O menininho brinca com seu pênis: tudo bem, que bom, vai ser macho mesmo, falam com orgulho o pai e outros homens da família. E até mesmo a mãe. Afinal, as mulheres também são muito responsáveis pelos conceitos machistas dos filhos. Durante a infância, até campeonato para ver quem tem o maior pênis os meninos fazem. E por aí a fora.

Quanto às meninas, os comentários são: "Fecha essas pernas, isso é jeito de sentar?" "Que feia." "Tira a mão daí." Ao contrário dos meninos, que são estimulados e reforçados por esse ato, a menina é desestimulada a tocar em sua genitália. "Menina bonita tem que ser comportada." É assim que se inibe sexualmente uma menina. "Esse vestido está muito curto." "Que biquíni pequeno." "Está muito assanhada essa menina, que feia."

Entre as meninas, é estimulada a relação com as bonecas (reforço para que venham a ser mães), e depois, ou juntamente, a aparência. Muito cedo hoje em dia elas já começam a competir por quem está com a roupa mais transada, o cabelo mais isso, as unhas mais aquilo. Até concurso de beleza é freqüente entre crianças pequenas. Enfim, as brincadeiras e valores dos meninos e das meninas são completamente diferentes e estão muito relacionados com a sua educação, o que faz com que se comportem de maneiras diferentes frente ao sexo.

3
Identificação sexual com os pais

Existe uma questão muito importante que é a identificação com nossos pais. Tanto o menino quanto a menina têm como modelos seus pais. A menina busca identificar-se com a mãe. Se esta for uma pessoa com dificuldades sexuais e com baixa auto-estima, certamente acabará, sem se dar conta, influenciando sua filha. Com o menino ocorre a mesma coisa, ele vai ter o pai como modelo. Quando os pais não têm problemas nessa área, falar sobre sexo em casa é tranqüilo. Os filhos recebem a mensagem de que sexo é uma coisa natural, que faz parte de um todo, que é saudável, bom e gratificante. Fala-se de sexo sem qualquer preconceito ou dificuldade.

Já na casa onde não se fala em sexo, a mensagem é a de que sexo é um assunto proibido. É feio, não é uma coisa natural. Junte-se a isso o fato de serem diferentes (homem e mulher) e tudo vai se refletir na maneira de enxergarem o sexo, de entendê-lo, de senti-lo. Uma questão clássica, em termos de diferenças, é quanto ao olhar. O homem é muito visual. Normalmente se excita (especialmente quando jovem) só de pensar ou olhar para uma mulher. A mulher pode achar um homem bonito, mas dificilmente vai ficar excitada só de olhá-lo.

Então, é claro, os sentimentos também são diferentes. Tudo começa quando somos crianças.

Sigmund Freud, o fundador da psicanálise, foi quem se deu conta, já no século XIX, de que as crianças tinham sexualidade. Se hoje ainda é difícil para alguns pais aceitarem a sexualidade de seus filhos, imagino que não deve ter sido fácil para ele falar sobre isso naquele tempo. As pessoas achavam que as crianças nem pensavam, quanto mais que pudessem ter sexualidade. Entre tantas coisas importantes, Freud ampliou, através da psicanálise, o conhecimento sobre o ser humano, e chegou à conclusão de que a base de todo o nosso funcionamento está no sexo.

Segundo Freud, o modelo de homem do menino é seu pai. Ele quer ser parecido com o pai para conquistar sua mãe. Procura imitá-lo e com isso chamar a atenção da mãe. Então ele cresce e leva esse modelo dentro de si. Procura ser como o pai era. E o modelo de mulher a ser amada será a sua mãe. Mas nem sempre esses meninos encontram bons modelos a serem seguidos. Às vezes o pai não é muito gentil com a mãe, não a respeita, não a valoriza. A tendência é que ele venha fazer o mesmo com as mulheres que encontrar. Claro que essa não é uma regra, mas os modelos são muito fortes.

Algumas vezes também o pai é ausente, o que dificulta a identificação com a figura masculina. Nesses casos, o menino pode e deve se identificar com o avô, tio ou outro homem. Mas o mais importante é que, na cabeça da mãe, haja o pai da criança. O menino precisa sentir que foi gerado por um homem.

E a menina? Ela tem como modelo sua mãe e procura identificar-se com ela para chamar a atenção de seu pai. Assim como o menino em relação ao pai, ela vai se comportar como a mãe para conquistar seu pai. E no futuro provavelmente vai procurar homens parecidos com seu pai. Se a mãe tiver dificuldades com relação à sua sexualidade, a tendência é de que a filha, pela identificação e convivência, também tenha. As mensagens deixadas pela mãe às vezes são subliminares, outras vezes explícitas mesmo.

Assim funciona normalmente a escolha de parceiros. Portanto, temos uma grande responsabilidade em relação aos nossos filhos. Nós somos os modelos deles.

4
Homossexualidade masculina e feminina e as disfunções sexuais

O tema "homossexualismo" ainda suscita algumas controvérsias. Ao que parece, não existe um consenso sobre a origem do homossexualismo. Para a psicanálise, masculino e feminino fazem parte de um complexo de crenças que cada um de nós desenvolve em relação ao seu corpo e às diferenças anatômicas. Fantasias inconscientes levam cada um de nós a formar um sentido de ser masculino ou feminino que pode coincidir ou não com o nosso sexo biológico. Portanto, corresponderia a uma realidade interna que é configurada desde o início em termos de fantasia. Não sofreria influência biológica nem social. A idéia que a pessoa tem de si mesma em relação ao masculino ou feminino é que desenvolverá sua personalidade e conseqüentemente seu comportamento sexual.

Já autores contemporâneos acreditam que a cultura influencia enormemente, bem como a sociedade à qual o indivíduo pertence, e esta variaria de acordo também com a época. A escolha do objeto sexual na verdade está passando por uma reavaliação. Pensa-se agora na possibilidade de uma influência hormonal.

Comportamentos homossexuais masculino e feminino já se manifestam em tenra idade. No interesse por brinquedos e no uso de roupas do sexo oposto. Na escolha das amizades bem como no interesse pelas brincadeiras. Mas, à medida que os meninos e as meninas se desenvolvem e entram na adolescência, quando o corpo começa a mudar em função das mudanças hormonais, começam a se manifestar os conflitos em relação a essa questão. Quando o(a) jovem consegue assumir sua homossexualidade, provavelmente por ter tido o apoio e carinho de sua família, este(a) poderá desfrutar de sua sexualidade de forma livre, não apresentando disfunções sexuais. Já quando reprimem seus sentimentos, ou por eles mesmos não se aceitarem ou por sofrerem rechaço da família e/ou sociedade, os conflitos se instalarão. Mulheres poderão apresentar problemas na obtenção do orgasmo e os homens, dificuldades com sua ereção e ejaculação.

5
Sexo: muito prazer

Sim, muito prazer o sexo pode nos proporcionar. Aliás, escolhi esse título para o livro, porque penso que existem pessoas que desconhecem o prazer que o sexo pode proporcionar. E aos que sabem, quero mostrar como tirar mais proveito dele.

Muitos homens não conseguem ter prazer em função de seus medos. E as mulheres? Muitas mulheres já passaram pela vida e outras tantas estão passando e desconhecem esse prazer. Essa questão me preocupa muito desde que iniciei meu trabalho na área da sexualidade. E até hoje atendo um número muito superior de homens do que de mulheres. Muitos ginecologistas dizem que as encaminham para tratamento, mas elas não aparecem.

O ser humano nasceu para poder desfrutar os prazeres do sexo. Há muito os homens já sabem disso, e às vezes até caem no outro extremo, de supervalorizar sua ereção, de exercer sua sexualidade de forma bastante intensa.

As mulheres têm outros valores na vida, também muito importantes, se não estiverem conseguindo usufruir o sexo. E nessa questão elas sabem mais do que os homens. Elas aprenderam a se valorizar como pessoas e encontrar prazer também no cuidado com os outros e com as coisas que as rodeiam. Nesse sentido, os homens têm muito que aprender com as mulheres, e elas com eles em relação ao sexo.

Talvez o fato de a mulher ser capaz de gerar uma vida dentro de si faça com que ela se volte mais para dentro. Seus próprios órgãos genitais já são voltados para dentro. Isso explica, em parte, seu comportamento diferente em relação ao sexo. A responsabilidade com outra vida, quando é mãe, talvez contribua para que não veja o sexo só pelo sexo, como o homem muitas vezes o vê. É claro que não dá para generalizar, pois existem homens e homens, e mulheres e mulheres. A educação que recebemos, a religião, o exemplo de nossos pais vão influir diretamente na forma de lidarmos com o esse assunto.

A mulher que quando menina foi muito reprimida sexualmente, que nunca se permitiu se conhecer, que não podia brincar com o seu sexo para descobrir que se tocar, apalpar, causa muito prazer, possivelmente terá dificuldades para gozar. Se ela não foi capaz de conseguir gozar na masturbação, sozinha, dificilmente conseguirá isso numa relação sexual. Então, se você é uma dessas, procure hoje mesmo começar a se tocar, mas é necessário que você se permita excitar-se.

As mulheres pensam pouco em sexo. Culturalmente, o normal é o homem falar em sexo. Mas não deveria ser assim. Procure interessar-se pelo assunto. Se você está lendo este livro, é porque se interessa. Procure aprofundar-se mais. Compre livros eróticos. As mulheres têm uma capacidade maior de dar vazão às suas fantasias. Tendem a excitar-se lendo e imaginando situações excitantes. Veja filmes, esses também provocam a libido. Então, nesse clima, tente masturbar-se. Talvez você não consiga na primeira vez, tente outras, mas não desista. Cuide mais de si mesma. Se não está satisfeita com seu corpo, procure melhorá-lo. Vá para uma academia. Isso ajuda bastante. Você precisa gostar de si mesma e querer desfrutar de tudo o que tem direito. Quando for tomar banho, procure ensaboar-se e tocar no seu corpo todo para descobrir quais os seus pontos mais sensíveis. Crie um clima de descontração consigo mesma. Se tiver banheira, melhor ainda. Permita-se esse tempo de descobertas. Aquilo que não foi permitido na infância, fase de descobrimento do corpo, deve ser feito agora. Se você tem um bidê no banheiro, experimente o jatinho de água, provoca sensações indescritíveis. Vá lá, permita-se.

6
Criatividade

Valorizar seus pontos fortes e aceitar o outro como ele realmente é, sem preconceitos, será a base para a criatividade no relacionamento sexual.

"Não espere por uma crise para descobrir o que é importante na vida", já dizia Platão. Ou seja, não deixe que ela venha a acontecer, seja sempre muito criativo no sexo para não permitir chegar ao ponto crítico.

Depois de conquistar alguém e começar a se relacionar, o tempo vai passar e muitas coisas ainda vão acontecer. Você vai casar, ter filhos, trabalhar muito e, quando chegar na cama, só vai querer desabar e dormir. Algumas pessoas não se dão conta de que precisam continuar investindo na relação para que o sexo continue acontecendo. Sabe aquela máxima que diz: o amor é como uma flor, precisa ser regado todo dia um pouquinho? Pois é a mais pura verdade. E quando se fala na questão sexual, então, é muito importante que cuidemos dela, que sejamos criativos.

Tanto o homem quanto a mulher precisam arranjar um tempo para namorar. É necessário inventar situações que mexam com sua libido. Eu sempre faço os pacientes lembrarem como foi o início do seu relacionamento e como é hoje. É um exercício interessante. Eles adoravam sair para dançar, ir a um barzinho, ir para a serra ou para a praia? E hoje? Hoje só se encontram na hora de deitar e ao acordar. Eventualmente nas refeições. E aquela estimulação toda que acontecia em frente à lareira? Há muito que não acontece mais, nem junto à lareira nem em lugar algum. Então? Como pode haver uma relação sexual prazerosa assim? Se no início, quando tudo é novidade, essas situações todas interferem em nossa libido, que dirá depois de tantos anos de convívio, com filhos, trabalho, responsabilidades e problemas!

Uma interrogação que aparece com freqüência em meu consultório é sobre a freqüência das relações sexuais. Os homens queixam-se muito que as parceiras não querem ter tantas relações quanto eles. É uma verdade. Acontece que, em geral, os homens têm mais desejo do que as mulheres. Estudos da neuropsiquiatria mostram que os homens pensam em sexo uma vez a cada 52 segundos e as mulheres, uma vez ao dia. É que as mulheres, além de terem um menor apetite sexual, sofrem mais com o estresse. Como resolver essa diferença? A mulher pode, por exemplo, se realmente ama seu parceiro, fazer um sexo oral nele, por que não? É uma forma de dar prazer a quem se ama.

Algumas mulheres utilizam o não fazer sexo como uma forma de punir o parceiro, como castigo. Outras não fazem porque realmente já não gostam mais, ou acham que não gostam. Mas se gostam, por que não proporcionar prazer ao parceiro? Vejo muitos homens que, com dificuldades de ereção, preocupam-se em dar prazer à sua parceira com o sexo oral ou com a masturbação. Está certo, se é assim que eles podem fazer, por que não? Quando se gosta um do outro, sempre se procura deixar o outro bem, não é mesmo?

Existem também outras coisas que se pode fazer para tornar o sexo mais gostoso e sair da rotina. Aqui vão algumas dicas:

- ❑ conversar sobre sexo;
- ❑ partilhar fantasias;
- ❑ saber escutar e falar sobre seus sentimentos;
- ❑ tomar banho juntos;
- ❑ fazer massagem um no outro;
- ❑ trazer da rua algo que fez lembrar do outro, como um doce, por exemplo;
- ❑ criar um clima no quarto com velas, música, incenso, perfume, luzes;
- ❑ roupa de cama nova ou diferente;
- ❑ colocar frutas sobre o corpo para o parceiro comê-las;
- ❑ tomar um chá e depois lamber o parceiro, com a língua ainda quente;
- ❑ utilizar não só o quarto, mas outros locais da casa para ter relações;
- ❑ procurar viajar ou freqüentar motéis etc.

A lista é longa, mas use sua criatividade.

7
Masturbação

Uma questão interessante é a masturbação. Você sabia que não existe idade para essa prática? Na terapia sexual, às vezes eu a sugiro como exercício para os pacientes (homens ou mulheres). Em geral, muito constrangidos, os homens logo dizem: isso é coisa de menino. Também é, pois iniciam suas experiências sexuais assim. Mas faz parte da vida sexual adulta, mesmo depois do casamento, eventualmente praticar a masturbação: é bom, saudável, e não tem nada de errado. A masturbação só é considerada uma atitude errônea quando utilizada para substituir o contato sexual sadio e adequado com o outro. Fora esse aspecto, ela serve para enriquecer a vivência sexual do casal ou mesmo de alguém que esteja sem parceiro. Ruim é ter vontade de se satisfazer sexualmente e não fazer nada. Isso sim faz mal.

Na adolescência, aproximadamente entre os doze e os dezenove anos, novamente se inicia, e mais intensamente, o interesse pelas atividades sexuais e a sua prática. Digo novamente porque a criança passa por isso na fase da descoberta de seu corpo e do prazer que pode tirar dele. O conhecimento de seus genitais é uma apropriação do próprio corpo. O desejo sexual se faz mais premente na adolescência em função das intensas transformações orgânicas que ocorrem em seu corpo, e a masturbação acontece como uma conseqüência natural dessas mudanças corporais.

É nessa fase que inicia o exercício de nossa sexualidade. A autodescoberta do corpo e do prazer que este proporciona, a construção da auto-imagem e o aprendizado constante proporcionarão a esse adolescente, menino ou menina, uma vida sexual sadia no futuro.

Mas afinal, o que vem a ser masturbação?

A masturbação pode ser atingir o orgasmo através simplesmente da estimulação dos órgãos genitais pelo toque e às vezes pela evocação de uma fantasia associada aos toques. Podem-se utilizar também objetos ou peças de roupas, tudo o que a fantasia sugerir. A forma de fazer vai depender de cada um.

Como vimos antes, ainda hoje a masturbação dos meninos, em nossa cultura, sofre menos repressão do que a masturbação feminina. Porém as necessidades sexuais são idênticas, para ambos os sexos.

Existem várias situações em que a masturbação é indicada para os adultos. Por exemplo, quando um dos parceiros possui mais energia sexual do que o outro, num dado momento ou até mesmo sempre, pois as pessoas são diferentes quanto a esse aspecto. Outra situação é quando um dos parceiros está impossibilitado de praticar o sexo por problemas de saúde, por estar afastado de seu parceiro etc. A masturbação também é muito utilizada na terapia sexual como uma forma de melhorar o desempenho sexual do casal.

Existem crenças errôneas de que a masturbação pode deformar os órgãos genitais, causar esterilidade, disfunção sexual, fadiga ou perda de memória, de que é pecado, de que não é um ato natural e, até mesmo, de que se a pessoa masturbar-se muito, com o tempo, pode gastar a sua energia sexual. Não existem provas de que ela possa provocar algum problema físico; somente se for feita de uma forma muito agressiva é que pode provocar assaduras e até mesmo feridas na área genital.

Cada vez mais se acredita que a falta de experiência masturbatória pode causar problemas sexuais, como a disfunção erétil (impotência) e ausência de orgasmo.

É importante, portanto, enfatizar que a masturbação é um ato sadio, que provoca prazer, faz bem à saúde, dá segurança e fortalece a auto-estima, para quem quer que seja, não importando a idade ou o estado civil.

8
Idade e sexualidade

Existe um mito muito forte de que o sexo tem idade. Crianças e até mesmo adolescentes surpreendem-se muito quando se dão conta de que seus pais têm relações sexuais.

É sabido que, ao redor dos trinta anos, a performance sexual melhora, mas muitas mulheres ainda acreditam que sexo é para gente jovem e bonita, ou que a vida sexual da mulher termina com a menopausa. Nada disso. Existem estudos que mostram um incremento na resposta sexual das mulheres após a menopausa. Isso provavelmente é o resultado da redução do medo da gravidez. Com o fim da preocupação com a menstruação e não precisando mais usar métodos contraceptivos, as mulheres sentem-se mais livres para aproveitarem sua sexualidade. Algumas vezes, cremes com estrogênio ou medicações de reposição hormonal são necessários para prevenir o ressecamento vaginal que ocorre nessa fase, porém manter a regularidade das relações sexuais ajuda a manter os mecanismos de lubrificação.

Os homens também não compreendem bem como o sexo funciona quando começam a envelhecer. Alguns não se conformam com isso, não aceitam uma queda na sua disposição sexual. Acham que devem continuar exatamente como eram quando jovens. Outros acham que, se começam a falhar, isso quer dizer que seu tempo de atividade sexual está chegando ao fim. Nem uma coisa nem outra.

As pessoas, sejam homens ou mulheres, devem aprender a envelhecer. Aceitar envelhecer é mais fácil do que lutar contra um fato da natureza, que não pode ser mudado. O ser humano tem capacidade de realizar o ato sexual até morrer. É claro que a freqüência das relações diminui com o tempo, mas não a vontade e a capacidade para tal.

Tanto o homem quanto a mulher, às vezes, têm dificuldade em aceitar sua idade e as limitações que começam a ter. Quando é jovem, só de pensar ou olhar para uma mulher, o homem tem ereção. Seus hormônios estão a mil, a vontade de relacionar-se sexualmente é enorme, diariamente, às vezes até diversas vezes no mesmo dia. De preferência com alguém, mas se não tem alguém, vai sozinho mesmo. Puxa... Viva a juventude!!! Mas existe idade para tudo. Lá pelas tantas, as coisas mudam. É... A vontade já não é mais diária. As preocupações e responsabilidades vão crescendo, o interesse pelo sexo diminuindo. E quem não aceita que é assim, que mudamos com o tempo, sofre.

9
Afrodisíacos

Esse é um tema, em si, muito bonito, mas não existe comprovação científica a respeito. Na verdade, os afrodisíacos podem ser o clima erótico que vai se criando aos poucos. Ou algo que vamos elaborando desde o momento em que, digamos, convidamos alguém para sair. Nosso objetivo final é acabar lá, na cama, ou não necessariamente na cama, mas desfrutar da melhor comida no final, que é um bom sexo.

O preparo do local onde será o encontro, na casa dele ou na dela, ou até mesmo em um motel. Colocar velas, criar uma iluminação romântica, aromatizar com perfumes próprios para ambiente ou incenso. Uma música também facilita. As comidas podem acompanhar o clima. Então, na verdade, não é a comida em si, mas o que ela representa que vai torná-la um afrodisíaco. Só não se deve é comer demais, pois o tiro sai pela culatra. A pessoa sente-se mal e estraga tudo. Comer de menos também não é bom, na melhor hora fica lá a barriga se manifestando, fazendo barulhos como protesto. Nada mais desestimulante, não é mesmo?

Isabel Allende tem um livro sensacional que se chama *Afrodite: contos, receitas e outros afrodisíacos*. Vale a pena ler, é delicioso, do início ao fim. Ela dá mil dicas, receitas e, de quebra, há aqueles contos que ela escreve como ninguém.

Mas uma coisa é verdadeira: não existe melhor afrodisíaco, nesta vida, do que a paixão.

10
Fantasias eróticas

As fantasias eróticas são normais, tanto para os homens como para as mulheres. Mas as mulheres são mais dadas a tê-las. Isso não significa que se uma mulher não tiver fantasias ela não é ajustada sexualmente.

As fantasias eróticas servem para ocultar nossos desejos em situações que são proibidas pela nossa repressão. Elas permitem manter ativa a nossa vida sexual. É muito freqüente, entre as mulheres, fantasiar com outros homens que não os seus maridos. E não existe nenhum problema nisso, a nossa cabeça é território livre da fantasia. Pelo menos deveria ser, mas muitas vezes a religião reprime, e a pessoa sente-se culpada por ter esses pensamentos.

Preocupações acerca das fantasias sexuais são muito comuns. Eu sou normal? É, sim, todos temos fantasias eróticas. Às vezes acordados, às vezes dormindo. É freqüente as pessoas terem fantasias sobre pessoas diferentes de seus parceiros, pessoas do mesmo sexo, parentes, mais de um parceiro ao mesmo tempo, e isso é normal. Somente a freqüência ou sua intensidade, quando interferem em outras áreas, é que podem ser um problema.

A fantasia pode aumentar e enriquecer o prazer nas experiências sexuais do casal ou mesmo do indivíduo sozinho. Estudos mostram que, entre as mulheres casadas, mais de cinqüenta por cento utilizam a fantasia, pelo menos parte do tempo, durante a relação sexual com o companheiro. Geralmente são pessoas criativas. Apesar das teorias que dizem que as mulheres só pensam uma vez por dia, em média, em sexo, segundo Cavalcanti & Cavalcanti (1992), homens e mulheres costumam ter de sete a quarenta fantasias sexuais por dia. Elas incluem também atividades que jamais faríamos na realidade – por isso são chamadas fantasias. Seu conteúdo varia de pessoa para pessoa. É uma forma de nos expressarmos sexualmente. O que a fantasia provoca é a excitação, por seu caráter proibitivo.

11
Desmistificando o sexo anal

Sexo anal é uma prática sexual milenar que não faz mal à saúde (colocando o preservativo) e que a maioria dos homens aprecia e a maioria das mulheres não gosta. Muitas sequer tentaram experimentar. Por preconceito ou por repressão, não se permitem. Alegam que dói e que por isso não querem. Ficam tão contraídas que daí realmente dói, pois a musculatura da região anal é muito mais forte do que a da região vaginal.

Para que não ocorra a dor na penetração anal, é necessário que o homem seja muito carinhoso e tenha muita paciência com a parceira. É necessário tempo. Não dá para ser uma relação rápida. A mulher precisa estar muito excitada para relaxar e permitir a penetração sem dor. Muitas vezes utilizar um gel ou vaselina líquida para lubrificar facilita. Muitas mulheres que experimentaram dizem que o orgasmo atingido no sexo anal é mais forte que o da penetração vaginal. É possível que um dos motivos seja o fato de haver necessidade de mais estimulação para a penetração sem dor, e isso incrementaria o prazer.

Fazer sexo anal com o parceiro é realmente entregar-se, pois ele exige muita confiança por parte da mulher. Mas também cabe ao homem seduzir, ser carinhoso, fazer com que a mulher entre no clima e, com isso, consiga se entregar.

Muitas vezes é uma questão de tempo, pois as pessoas precisam acreditar que realmente vai ser prazeroso. Pode ser que nas primeiras tentativas não se consiga. Então, não insistam, deixem para outro dia, até que acaba acontecendo.

É importante também a higiene. Após a penetração anal não pode haver penetração vaginal. Deve-se tirar o preservativo ou utilizar uma ducha de água morna e sabonete, pois pode haver uma contaminação da flora que habita a região anal. Com esses cuidados, a relação anal será muito gratificante para o casal.

12
Sexo com segurança

Mesmo que exista mais liberdade sexual nos dias de hoje, as pessoas não estão tão liberadas assim. Uma coisa é a teoria, a outra é a prática. O fato de estarem fisicamente no século XXI não significa que as pessoas automaticamente mudem sua mentalidade do século passado.

Atualmente, por incrível que pareça (pois se imagina que sejam mais evoluídos que seus pais), ainda existe o preconceito entre os meninos, e mesmo entre os já nem tão meninos, de não quererem namorar, que dirá casar, com uma menina que já se relacionou ou, usando a linguagem dos jovens, ficou com muitos. Não entendem que elas são como eles: curiosas, inexperientes e cheias de hormônios. Menino que fica com muitas meninas ainda é considerado o galo. No bom sentido, gostosão. A menina: galinha. No mau sentido, com quem todo mundo fica. Acaba sendo malfalada. O que ambos não se dão conta é de que se relacionar com vários parceiros vai trazer experiência, pois é um exercício da sexualidade, de descobertas. Nós vamos nos desenvolvendo aos poucos, e essas experiências é que oportunizarão o crescimento. Não exercitar a sua sexualidade é que traz muitos problemas. Tudo o que não se usa perde a utilidade, atrofia.

Mas por falar em usar, é importante que se faça isso com responsabilidade, ou seja, utilizando métodos contraceptivos e camisinha. Faz parte da nossa auto-estima nos cuidarmos. Como dizia Cazuza: o meu prazer, agora, é risco de vida. Ele não se cuidou e se foi.

Ficamos pensando que não querer usar camisinha é coisa dos adolescentes irresponsáveis, impulsivos, onipotentes. Que acham que com eles nunca vai acontecer. Mas, não, homens mais velhos recusam-se terminantemente a utilizar camisinha. Parecem adolescentes. Chegam a falar que se pegarem alguma doença não tem problema. Como não? Às vezes pegam de outras mulheres (ou mesmo homens, no caso de relações homossexuais) e passam para a parceira. Então não tem problema?

Como profissional, minha obrigação é incentivar o uso de preservativos tanto para os homens como para as mulheres. São elas hoje as que correm mais riscos. Mais adiante vou contar como se pode resolver o problema da camisinha.

13
Orgasmo feminino

Existem alguns mitos a respeito da sexualidade feminina, portanto é importante que a mulher tenha uma noção muito clara de como realmente funciona, caso contrário pode achar que existe alguma coisa errada com ela. E às vezes existe mesmo.

Uma das questões que mais preocupam tanto as mulheres como os próprios homens é com relação ao orgasmo feminino. Como sabemos, as mulheres têm um funcionamento sexual diferente do homem. O homem precisa ter ereção para penetrar na mulher e concluir a relação com um orgasmo, para sentir-se plenamente satisfeito. Já as mulheres podem relacionar-se sexualmente e não chegar ao orgasmo e nem por isso a experiência com momentos de intimidade e troca de carinho deixa de ser satisfatória. A grande maioria dos homens não aceita que a mulher seja assim, e não admitem que isso aconteça com eles. Aliás, muitas vezes, não chegar ao orgasmo, para a mulher, não é nenhum caos, como é para o homem. As mulheres também ficam satisfeitas por serem desejadas, acariciadas e terem momentos de prazer com o companheiro. Se não chegaram ao orgasmo hoje, sem problemas, elas sabem que outro dia conseguem. Não é motivo para nenhuma angústia.

Mesmo entre as mulheres que têm orgasmo facilmente, este não ocorre todas as vezes que elas se relacionam – apenas setenta a oitenta por cento das vezes, para a maioria. Outro mito que corre é o de que todas as mulheres podem ter múltiplos orgasmos. Isto não corresponde à realidade, pois existem pesquisas que mostram que somente quinze a vinte cinco por cento das mulheres têm orgasmos múltiplos. Mas a mulher pode ser muito feliz sexualmente tendo somente um bom orgasmo.

Ainda com relação ao orgasmo, também se diz que existem diferentes tipos deles, conforme a personalidade da mulher. Isso não é verdade, pois personalidade não tem correlação nenhuma com orgasmo. Um orgasmo é um orgasmo, não uma característica de personalidade. Os tipos de personalidade não têm nenhuma influência no tipo de preferência estimulatória. Entretanto, podem existir diferenças na intensidade ou qualidade da estimulação, dependendo da idade da mulher, do relacionamento com o parceiro(a), do estado emocional em que ela se encontra ou fatores físicos.

Outra situação que causa muita preocupação está relacionada com o orgasmo vaginal e o clitoriano, ou clitoridiano. Dizem que os orgasmos vaginais são mais femininos e maduros que os orgasmos clitorianos. Primeiro vamos esclarecer o que é um e outro. Orgasmo clitoriano é o que se produz através da manipulação do clitóris, pela fricção. O vaginal seria o atingido pela penetração na vagina. Só que a penetração, por si só, raramente provoca orgasmo. O clitóris, necessariamente, deverá participar do processo de estimulação, direta ou indiretamente. Ele é o gatilho do orgasmo. Portanto, a maioria das mulheres atinge o orgasmo pela manipulação do clitóris, não existindo certo ou errado, madura ou imatura.

Outro mito é com relação ao fato de que a mulher sexualmente responsiva pode sempre estar pronta para o parceiro. Ledo engano. Existem situações que interferem na vida sexual, como por exemplo: fadiga, distração, raiva, preocupação e muitas outras emoções, que podem ou poderão alterar a resposta sexual. Mesmo mulheres orgásticas, se estão com problemas emocionais, dificilmente vão conseguir entregar-se ao seu parceiro e atingir o orgasmo. Os homens têm muita dificuldade em compreender essa característica feminina, já que para a maioria deles nada melhor do que um bom sexo depois de uma briga. As mulheres são mais sentimentais e não conseguem passar por cima de seus sentimentos. Elas precisam de um tempo para passar a emoção que a briga causou dentro delas.

Com relação a situações que excitam as mulheres, elas são diferentes dos homens, não se excitam só com o olhar para o corpo do homem, como já dissemos. Elas precisam geralmente se envolver ou fazer uso de material erótico, como livros e filmes, que as deixem excitadas, apesar de pesquisas recentes mostrarem apenas uma pequena diferença na habilidade de homens e mulheres se excitarem com figuras, histórias e fantasias sexuais.

Muitas mulheres são rotuladas de frias se não gostam de formas exóticas de praticar sexo. Para muitas delas não interessam determinadas práticas sexuais como sexo oral ou anal, usar objetos eróticos, sexo grupal, troca de casais etc. O tipo de atividade sexual que você pratica não determina sua graduação sexual, mas provavelmente revela um grau de inibição. A inibição geralmente é decorrência de uma educação mais repressora, porque quanto mais livre sexualmente a mulher se sentir mais aberta estará para permitir-se experimentar algumas variações sexuais. Quando falo em livre, não significa que aquelas mulheres que não têm interesse em variar sejam problemáticas, estou falando só de inibição. Tudo é também uma questão de gosto, e deverá ser conversado e respeitado pelo parceiro.

"Se você não pode ter um orgasmo rápido e facilmente, existe alguma coisa errada com você." Isso é um mito, pois a disponibilidade para o orgasmo varia nas mulheres, como parte de sua biologia. Assim como algumas mulheres podem correr mais rápido do que outras, ou gostam de comer mais, ou devagar, e outras mais rápido, cada pessoa têm um jeito próprio de funcionar. Mulheres com problemas psicológicos ou emocionais vão precisar de uma estimulação física mais intensa para atingir um orgasmo, enquanto outras que não tenham dificuldades psicológicas ou que sejam sexualmente bem ajustadas terão orgasmos com menos estimulação.

"Mulheres femininas não iniciam o sexo ou se tornam ativas durante o sexo." Esse é um estereótipo da cultura vitoriana. Muitas pesquisas mostram mulheres tomando a iniciativa para o encontro sexual e depois dirigindo a relação, se o parceiro é responsivo a isso. Em geral as mulheres mais velhas é que tomam essa atitude, são menos retraídas e mais expressivas durante o sexo. Portanto, cai por terra o mito de que é melhor relacionar-se com uma mulher mais jovem do que com uma mais velha. Aliás, cada vez mais podemos observar casais em que a mulher é bem mais velha do que o homem.

Como estimular melhor sua parceira

A mulher, para gozar na relação sexual com seu parceiro, deve em primeiro lugar ser capaz de se dar prazer sozinha, de conseguir, através da masturbação, gozar, como foi dito antes. Daí sim será capaz de dizer ao homem com quem está o que lhe agrada. Os homens não têm como saber o que as faz gozar, do que elas gostam, se elas não disserem. Impossível. Eles podem até ter uma idéia, se já tiveram relações com outras mulheres. Mas se forem pouco experientes, daí sim, mais do que nunca, é importantíssimo que elas lhes digam o que gostariam que fizessem. Mas é necessário que a mulher saiba exatamente do que gosta para ensiná-lo como fazê-la gozar. Tudo na vida exige um pouco de paciência e empenho, para se conseguir bons resultados.

As pessoas são muito singulares. Cada mulher tem um jeito de gozar, é como com a comida. Cada pessoa tem um gosto. Uns gostam de churrasco, outros são vegetarianos. Uns gostam de carne crua, sangrando, outros, de bem passada. Uns gostam de comer mais, até passar mal, outros se satisfazem com menos. É como diz o ditado: gosto é gosto, e não se discute. Não existe um melhor que o outro. Cada um tem o seu e deve procurar satisfazê-lo sempre.

Se o homem com quem você está não perguntar antes o que você quer (muitos são sensíveis e preocupados com o prazer da parceira, às vezes até demais, prejudicando-se com isso), onde gostaria de ser tocada, o que mais lhe excita, tome essa iniciativa, fale. Eles não têm problema nenhum de pedir para você tocar aqui e ali, lamber aqui ou lá, é a forma natural com que lidam com o assunto. Não se constranja, peça também você. Eles adoram a mulher solta na cama; é excitante para eles, também, quando nós dizemos e fazemos o que gostamos.

A mulher gosta e muito de ser conquistada, em primeiro lugar. Não é como o homem: super objetivo, excitando-se rapidamente. Nós mulheres funcionamos um pouco mais devagar, precisamos de mais tempo. É claro que existem exceções, mas a maioria gosta de ser seduzida devagarzinho. Se for o início de um relacionamento, é mais fácil, pois a aproximação, por si só, já é muito estimulante para ambos os parceiros. Mas se é um relacionamento de mais tempo, daí vai exigir um pouco mais de empenho da parte do homem.

Uma coisa que a maioria das mulheres não suporta é quando eles brigam e depois querem transar. Para a mulher, transar depois de uma briga mal-resolvida não passa pela cabeça, enquanto ele rapidamente esquece o que aconteceu e nem sequer se dá conta de que ela ainda possa estar chateada com ele. É claro que se você conversar com ela e pedir desculpas, se for o caso, e então procurar seduzi-la, as chances são maiores de acontecer alguma coisa.

Sabe o que acontece muito com a rotina de um relacionamento? O homem deixa de olhar para a sua parceira. Não repara mais no jeito dela, no esforço que ela faz para estar bonita para ele. Elogio zero é igual a sexo zero. O sentimento que lhe resta é de que depois da conquista não precisa mais fazer nada. Que nada! Daí mesmo é que é importante prestar atenção nela. Algumas mulheres, pela falta de reforço, acabam relaxando e não se embelezam mais. Engordam, deixam de fazer exercício e se enfiam na cozinha. Daí, quando você quer transar, ela está lavando a louça da janta e, depois, vai ver a novela. Pode ir dormindo, pois hoje não tem nada para você.

Para evitar que as relações cheguem a esse ponto, procure sempre elogiá-la. Fale já de manhã, ao acordar: "Bom dia, meu amor, dormiu bem?" Dê um beijinho quando chega em casa, quando sai. Faça carinho, massagem e elogios. É importante que isso aconteça sempre e não só na hora em que você quer transar. As mulheres se queixam que se sentem usadas, se não houver essa sedução.

Convide-a para sair e dançar, para ir ao cinema ou até mesmo passear de mãos dadas. É gostoso criar um clima prévio. Sussurre coisas eróticas para ela, mulher sente excitação ao escutar. O homem é muito de ver, a mulher, de fantasiar, ouvir. Seja bem carinhoso com ela. Com certeza isso já vai deixar sua mulher muito receptiva.

14
Conquista

A conquista é um tema muito importante quando se pensa em sexo. Conquistar sempre foi tido como o papel do homem. Mas hoje isso não é mais assim. As mulheres não querem mais ficar na posição passiva, querem conquistar, quando alguém lhes interessa. Não podem e nem devem ficar esperando. Mas, alto lá, faça isso com muita delicadeza, pois nem todos os homens mudaram, e os que mudaram não foi tanto assim. Ainda existem os que não estão confortáveis com o papel de serem conquistados, de serem a caça e não o caçador, como dizem alguns.

Vivemos num país ainda muito machista. Muitos se assustam com uma abordagem direta de uma mulher. Outros adoram, mas como saber quem está na nossa frente? Será ele um machão? Um emoboy? Um metrossexual? Ou um übersexual?, termos utilizados para designar os novos modelos de homens. É necessário conhecê-lo um pouco, antes de você se expor e ser tão direta, para não espantar a vítima (que é a forma como eles se sentem às vezes). Apesar de que às vezes não existe muito tempo para se conhecer melhor o homem, daí corre-se o risco.

Eles ainda gostam de se sentir no controle da situação, provavelmente por insegurança. Alguns chegam a entrar literalmente em pânico quando uma mulher os aborda. E olha que a idade não faz muita diferença. Você pensa que só porque ele é jovem deve topar com tranqüilidade? Que tem uma cabeça aberta, que é da geração do século XXI e que por isso é um novo tipo de homem? Ledo engano. Às vezes um homem mais velho gosta muito mais de mulheres com iniciativa. Esse sabe das coisas, é experiente e seguro. O jovem fica apavorado, pois acha que não vai dar conta do recado. Acha que a pouca ou nenhuma experiência vai decepcioná-la. E ser comparado com outros que ela já teve, então... É muita angústia. Homem não suporta a idéia de fracassar. Muitos se angustiam tanto que fazem uso de medicações para obter ereção e não falhar na hora H. Alguns jovens fazem uso desse tipo de medicação para impressionar a parceira. Só que o uso continuado acaba provocando uma dependência psicológica. O jovem começa a ter medo de que, se não usar, não tenha o mesmo desempenho e acabe frustrando a parceira. Essas medicações, apesar de não necessitarem de receita médica, devem ser indicadas por um médico, pois utilizá-las sem necessidade faz com que o homem perca a confiança na sua capacidade de obter uma boa ereção simplesmente pela excitação, pelo envolvimento, pela parceira. Sim, deve existir todo um ambiente que facilite a situação. Muitas vezes as pessoas não se dão conta do quão complexa uma relação sexual pode ser.

Mas enquanto você não souber em que terreno está pisando, vá devagar, um passo depois do outro.

Mostre-se interessada, aberta para a abordagem, mas permita que ele tome a iniciativa. É, alguns precisam disso. Algum problema para você? Provavelmente nenhum, imagino. É até interessante esse jogo chamado conquista. Existem casos que são mais simples e rápidos: eles se olham, gostam um do outro e fim. Outros são um pouco mais complexos, tudo depende do grau de fobia dele. Bem, estou falando dele, mas isso também se aplica a elas. Por vezes elas também são um pouco complicadas. Mas para não perdermos a linha de pensamento, vou falar primeiro deles e depois delas. Vou dar um exemplo de conquista utilizando um caso clínico. Ele será contado em diversos capítulos, entre discussões sobre questões importantes.

Paula e o deus grego – parte I

Pois bem, vou contar o caso de uma conquista um tanto quanto difícil, mas com um final, até onde sabemos, feliz. Paula é uma mulher já não tão jovem, bem cuidada, mente a idade que tem. Atraente e vistosa, apaixonou-se perdidamente por um homem que achava um "espetáculo", lindo, maravilhoso, mas que sequer a notava. Ficou encantada com ele, hipnotizada, literalmente, ele não saía da sua cabeça.

– Parece um deus grego – dizia.

Ele morava próximo à casa dela e, toda vez que passava por Paula, ela suspirava imaginando a possibilidade de conhecê-lo. Mas ele passava reto. Ela já tinha até dúvidas de que fosse tão atraente como diziam, pois passava reto por ela, como se ela fizesse parte da paisagem. Aliás, uma paisagem não muito chamativa, pensava, pois se a paisagem é bonita as pessoas costumam olhar. E o tempo foi passando e ela começou a perder as esperanças de conseguir alguma coisa com aquele deus grego. Sim, para Paula ele era um deus grego, só pensava nele. Até que um dia ela estava no shopping e o viu à distância. Sim, ele era muito alto, não tinha como passar despercebido. Ela, toda feliz, pensou: hoje eu falo com ele. Posicionou-se num local onde ele iria passar e ficou ali, no meio do caminho, para "sem querer" encostar nele e puxar conversa. Bem na hora em que ele estava passando, um amigo dela chegou todo feliz para cumprimentá-la. Que azar, logo hoje, lá se foi meu deus grego, perdi a oportunidade.

Um tempo depois, quando ela já tinha perdido as esperanças – aliás, quase perdido, pois ela é uma batalhadora (ou será romântica?) e não desiste facilmente – aconteceu o milagre. Ela estava no supermercado. Avistou-o de longe – não passava despercebido o tal. Entre um corredor para cá, outro para lá, pimba, uma hora aconteceu. Ele estava parado em frente à porta de um freezer que ela queria abrir. Não se importou nenhum pouquinho de esperar para que ele terminasse de pegar o que queria e desse passagem para ela. Foi então que pela primeira vez ele a enxergou.

Ela quase desmaiou de emoção quando ele começou a puxar papo com ela. Nossa, ela estava nas nuvens, tremia feito vara verde, o sangue fervia em suas veias deixando seu corpo em brasa. Ele? E falando com ela? Nossa, que emoção. Até receitas de comida acabou dando para o deus grego. Parece que ele também não prestou muita atenção na receita, pois confessou mais tarde para ela que tinha queimado o quitute.

Aí então é que se iniciou, na verdade, a "conquista" de Paula, pois, claro, para se conquistar alguém, esse alguém precisa saber de nossa existência. Primeiro ele tem de enxergá-la para poder depois desejá-la. E depois é que é necessário investir em artimanhas para a conquista, e tem de se ter muita paciência para isso. Ela começou a se questionar: dar ou não dar no primeiro encontro? Me faço de difícil ou facilito? O que ele vai pensar de mim? Que eu conheço qualquer um no supermercado e já arrumo um encontro? E agora?

Paula, assim como muitas mulheres, sente-se insegura nesses momentos. O homem normalmente não se preocupa tanto com esse tipo de coisa. A solução? Confie no seu instinto, no bom senso. Se bem que às vezes ele falha, não é mesmo? Bem, isso faz parte. O importante é estar atento às mensagens que o outro nos dá. Aguce sua sensibilidade ao máximo e também se permita agir de acordo com o que vem de dentro. Ele lhe atrai? Ele parece atraído? Pois bem, Paula já não é nenhuma jovenzinha, nem tampouco seu deus grego. Vai ficar esperando o quê? A camisinha, com certeza. Não se esqueça de todos os argumentos citados no capítulo sobre sexo com segurança. A história continua no próximo capítulo.

15
Como solucionar o problema da camisinha

Esse é outro dos temas que enlouquecem os homens: camisinha. Não importa a idade, todos resistem em colocar. A maioria se recusa a usar, por mais que saibam de todos os riscos que correm. Preferem simplesmente correr esses riscos a submeterem-se ao uso dela. Alegam que é como comer bala com papel, não tem graça, perdem a sensibilidade, ela aperta, dói, incomoda e outros tantos argumentos. Alguns morrem de medo de perder a ereção na hora de colocar a dita cuja. E daí é claro que perdem de verdade. Já vão de má vontade, ou achando que não vai dar certo, e acaba não dando mesmo. Mas nos dias de hoje não dá para ser diferente, não dá para facilitar.

Eu sugiro aos meus pacientes que primeiro eles procurem treinar sozinhos o uso da camisinha. E quando estiverem com a parceira, peçam para ela colocar. Procurem introduzir a camisinha no clima da relação e não como um corte na relação. É uma segurança para a mulher, que é a mais prejudicada, caso o parceiro esteja com alguma doença. E para ele também é importante, pois as mulheres, além de poderem transmitir doenças, podem engravidar. É, às vezes as pessoas esquecem que se pode engravidar. Só se preocupam com as doenças. Eu sei, ou pelo menos imagino, pois sou mulher, que não deve ser muito agradável colocar camisinha, mas é um mal necessário. É meu dever como terapeuta estimular os pacientes a usarem preservativos.

Existem casos em que os homens reclamam tanto que sugiro que a parceira experimente usar preservativo feminino. Funciona, é superprático e não interfere na ereção deles nem no prazer delas.

Outra forma de utilizar o preservativo e tornar o clima mais ameno, é a usada por algumas mulheres. É sensacional. Elas colocam a camisinha no pênis com a boca. Os homens ficam gratos. Peça para a sua parceira tentar. Talvez nas primeiras vezes não dê muito certo. Mas é como tudo, uma questão de treino.

Paula e o deus grego – parte II

Bem, após essa breve pausa, pois tratamos de um assunto muito importante, vamos voltar para o caso da Paula. Então chegou o grande dia. A primeira vez que ela iria sair com ele. Paula estava numa angústia só, não sabia o que iria acontecer. Ninguém sabe, ainda bem, senão perderia a graça. Seria como ver um filme pela segunda vez. Não que isso não seja prazeroso, mas não impacta como a primeira vez. Então combinaram que o seu deus grego iria buscá-la no trabalho, no final da tarde. Ela procurou caprichar no visual, passou horas na frente do espelho escolhendo uma roupa adequada para a situação. O primeiro encontro é sempre bastante complicado, pois como não conhecemos o outro ficamos tentando adivinhar o que é que vai agradar. Quando ele chegou, ela entrou no carro meio sem jeito, não sabia bem de que forma cumprimentá-lo. Optou por dois beijinhos. Ele também parecia meio indeciso quanto a lhe dar dois beijos ou um rapidinho na boca. Então, educadamente, perguntou a ela aonde tinha vontade de ir.

Esse é outro impasse do primeiro encontro: aonde ir? Ficaram um tempo pensando enquanto ele rodava pela cidade. Na verdade, ele queria ir direto para um motel, os homens são muito objetivos, mas sabia que poderia pegar mal. Afinal, normalmente as mulheres precisam de um pouco mais de tempo que eles. Como já comentamos antes, o homem é muito visual, se ele gosta do que está vendo, já está pronto para ter uma relação. A mulher precisa conhecer, se envolver, precisa se sentir segura, para então se entregar. É claro que existem mulheres mais soltas, menos reprimidas e que não necessitam de tantas voltas, mas a maioria ainda funciona assim. E quando se força a situação, normalmente a mulher não consegue gozar.

Bem, Paula era dessas que se permitiam ter uma relação sem tantos envolvimentos, mas no caso em questão estava preocupada com o que ele iria pensar dela. Para ganhar tempo e também para ter a oportunidade de conhecê-lo, sugeriu irem a um barzinho. E lá ficaram horas conversando. Duas coisas poderiam acontecer a partir desse ponto: a primeira, caso ele fosse um cara seguro, seria convidá-la para ir a um motel. A segunda, se ele fosse inseguro e tivesse medo de levá-la ao motel e não conseguir um bom desempenho, levá-la para casa e marcar um novo encontro. Qualquer uma das alternativas seria possível. Uma mulher segura deve estar preparada para elas e não achar logo que ele não gostou dela e que por isso levou-a para casa. Que ele estava enrolando e que nunca mais vai ligar para ela. As mulheres logo tendem a se depreciar. Mas a história continua.

16
A pressão da hora

Do ponto de vista do homem, muitos se sentem pressionados numa hora dessas. A hora em que precisam desempenhar seu papel na relação sexual. Meu conselho é: não se sente seguro? Não vá, pois a pior coisa é forçar, daí mesmo que não vai dar certo. Os homens sentem-se muito humilhados e envergonhados. Em geral tornamse esquivos. No caso de Paula e seu deus grego, possivelmente, se ele estivesse com medo e, mesmo assim, se forçasse a enfrentar a situação e falhasse, provavelmente não iria nunca mais querer olhar na cara daquele mulherão que ele conheceu no supermercado.

E o engraçado é que em geral as mulheres é que se atribuem a responsabilidade pelo afastamento do homem. Jamais passa pela cabeça de uma mulher que os homens possam ter problemas e limitações, e que por isso muitas vezes as evitam e fogem delas. Se ele a deixa em casa e não a convida para ir ao motel, ela logo pensará que não agradou: vai ver me achou gorda ou flácida, com estrias e celulite, ou não gostou do meu papo. E na verdade ele está com medo, pensa que se forçar e não for boa a relação, seja por não ter uma boa ereção ou por gozar rápido, vai ficar com vergonha dela e fugir. É a tal da auto-estima, que eu sempre menciono que anda em baixa. E esse tipo de situação é mais freqüente do que se possa imaginar. Bem, às vezes realmente ele pode não gostar dela ou ela dele, isso acontece, é uma questão de empatia, química e tantas outras coisas que fazem um relacionamento dar ou não certo. Já atendi muitos pacientes, homens e mulheres, com essa angústia. O que fazer então?

Não se aflija, é exatamente o sentimento negativo que faz tudo dar errado, que impede que você avalie o problema com clareza. Ela deve se valorizar, parar de achar que foi sua culpa e compreender que ele pode ter suas limitações. Não pressioná-lo, dar-lhe um tempo. Deixe que a procure. Provavelmente, quando se sentir mais seguro, ele liga. Tenha paciência. Ele, por seu lado, deve procurar não se cobrar, não achar que só porque não a convidou para ir ao motel ela vai pensar que ele não gosta de mulher. Sim, os homens ainda acham que se não transarem com uma mulher que está louca para se dar a eles, ela vai achar que ele não é bem homem. Se o início é difícil, dê um tempo, vá devagar, de acordo com seu ritmo. Se ela não puder entender, paciência, esqueça, ela provavelmente não seria a melhor mulher para você. Se no início já existe essa cobrança, que dirá quando houver mais intimidade. As pessoas têm de se respeitar. A si mesmas e ao outro. É a base de um bom relacionamento.

Paula e o deus grego – parte III

Então, voltando a Paula e seu deus grego. Ela estava muito a fim de ficar mais à vontade com ele. Ele, ao beijá-la, sentiu-se nas nuvens. Rolou uma química maravilhosa entre eles, coisa de filme. Nesse caso, ele, sabendo muito bem o que queria e confiando em sua capacidade como homem, convidou-a para irem ao motel. Ela pensou: era tudo o que eu queria há tanto tempo, vamos sim. Foi uma noite maravilhosa. Paula sentiu-se realizada por ter conquistado aquele a quem ela apelidara de deus grego. Ele, chateado por nunca ter reparado nela antes. Quanta perda de tempo. Como sou desligado, dizia a si mesmo. É, muitas pessoas têm dificuldade em ver as pessoas que as rodeiam. Parece que elas têm de cair no seu colo para enxergá-las. E nem sempre aparece uma oportunidade como essa. Na verdade, em primeiro lugar, nós devemos estar abertos para que isso aconteça, que alguém entre em nossa vida. É bem provável que esse tal deus grego não estivesse muito aberto para relacionamento e por isso não enxergava Paula.

É necessário criar oportunidades. Dificilmente você encontrará o amor da sua vida em festas ou bares. À noite, as pessoas saem para "ficar", sem compromisso. Claro, você vai dizer, mas eu tenho uma amiga que conheceu o marido assim. Tudo bem, toda regra tem suas exceções. Mas normalmente nós encontramos alguém legal em lugares que freqüentamos durante o dia, seja na academia, no supermercado, em sociedades que você freqüenta e ou até na internet, por que não?

É cada vez maior o número de namoros e casamentos que se iniciaram pela internet. O importante é que existam gostos em comum entre os parceiros. Se você gosta de algum esporte, será bem oportuno que ele também goste. É apenas um exemplo, mas o que quero ressaltar é que para existir um relacionamento, quanto mais coisas vocês gostarem de fazer em comum, melhor será.

Paula e seu deus grego iniciaram, então, um processo de conhecimento mútuo. Acabaram se apaixonando, casaram-se e estão vivendo juntos. Mais adiante a história continua. Agora vamos tratar de um assunto muito importante.

17
Do que os homens têm medo?

Ah, os homens têm tantos medos, você nem pode imaginar quantos. Não que as mulheres não tenham, mas são outros. Como dizia Freud, o medo da castração (de perder o pênis) é o primeiro, o maior e acompanha o menino por muito tempo. Alguns nunca conseguem livrar-se dele. Sabe aquela coisa de estar sempre mexendo nele? No pênis? É para ver se continua ali. Lembro da brincadeira: fecha esse fecho, o passarinho vai fugir. Viu só que medo eles têm de perder o querido? Desde pequeninhos. As mulheres não têm o que perder. Então, com relação a esse tipo de medo, estão livres. O que Freud fala das mulheres é que elas têm inveja por não terem o que eles têm. Bem, essa questão é mais profunda e não é essa a nossa proposta aqui, agora. Apesar de eu, particularmente, achar que tanto o pênis quanto a vagina podem ser fontes inesgotáveis de prazer para quem deles souber ou puder desfrutar. Não é preciso ter inveja, todos têm vantagens e desvantagens.

Vamos então aos medos que afligem os homens, em se tratando de sexo.

O tamanho do pênis

Uma das coisas que mais incomodam um homem é o tamanho de seu pênis. Cada vez mais tenho sido procurada no consultório por pacientes com essa problemática. E isso se agrava se o pai tiver um grandão, então ele sempre vai se achar em desvantagem. O pai é um supermodelo que, nesta questão, se for realmente mais avantajado que o filho, não pode ser imitado. Esse tipo de sentimento pode traumatizar muito um menino e futuro homem. Às vezes o pai realmente é bem dotado, mas às vezes é mais uma questão de sentimento de inferioridade do filho, de ser sempre quem está em desvantagem. Ou seja, a questão não é física, mas emocional. O seu é o menor pênis. Por mais que lhe digam que não é verdade, não acredita. Sentimento de inferioridade.

E o medo de ser comparado com os outros? É tanto que ele começa a evitar sair com uma mulher para que ela (na cabeça dele) não o compare com outros homens com quem já se relacionou.

Existem homens que sofrem por não conseguirem urinar na frente de outros, ou mesmo tomar banho. E quando eles têm de servir no exército? É uma angústia só. Às vezes apelam para Deus e o mundo até conseguirem dispensa, só para evitar situações constrangedoras de exposição do corpo. Existem homens que têm medo de usar sunga na praia, pois pode aparecer pouco volume. E há ainda os que, por acharem seu pênis pequeno, têm dificuldade de tirar a roupa na frente de uma mulher.

O que está por trás dessa problemática é a auto-estima, ou melhor, a baixa auto-estima, o sentimento de inferioridade. E como existem os que lucram com o sofrimento de outros, a propaganda que promete o aumento do pênis é irresistível. Não é nada fácil convencer um homem de que não será dessa forma que vai resolver o problema de sua imaginada inferioridade. Muitas vezes é até pior, eles se submetem a duvidosas cirurgias e acabam tendo problemas de ereção.

Por vezes, é um problema de obesidade, apenas. Os homens que estão obesos têm dificuldades de enxergar o próprio pênis. Quando emagrecem, não só conseguem ver novamente o dito cujo como sentem um aumento do pênis. É que quando o homem engorda, a gordura se espalha e o pênis fica envolto em gordura, o que faz com que aparentemente diminua. Por isso, quando ele emagrece, tem a sensação de que o pênis aumentou. Mais um bom motivo para manter a forma física.

Agora, o que realmente é muito importante os homens entenderem é que o tamanho do pênis, em si, não é o mais importante. Claro que precisa ser de um tamanho que dê para penetrar na parceira e que permaneça lá sem dificuldades. Não pode ficar escapando, o que realmente dificultaria a relação. Mas o que encanta uma mulher é o que o homem pode fazer para lhe dar prazer com esse pênis, seja ele de que tamanho for. Às vezes um pênis muito grande até machuca, é incômodo e algumas mulheres rejeitam um homem assim. Sexo anal, então? Nem pensar... Já aqueles que têm um pequeno ou médio, se cantarem bem a parceira, se forem calminhos, persistentes, esses têm uma boa chance de se dar bem. Então, homens, não se preocupem tanto com o tamanho de seu pênis, mas principalmente em serem muito carinhosos com a mulher.

O medo de perder a ereção na hora H

E o medo de falhar na hora H? Bem, este não respeita idade, raça ou classe social. Todos os homens que são inseguros ou estão passando por um momento de insegurança têm. Acho difícil existir um que já não tenha passado por uma situação em que falhou. A maioria vai dizer que nunca falhou. Mentira. Quem faz e se garante, não sente necessidade de ficar se vangloriando e falando em altos brados do seu desempenho. Pra quê? Em geral, quem fala que faz muito não faz nada. Então, você, homem, não se sinta intimidado quando outro ficar arrotando grandes feitos. Bobagem. Isso é uma necessidade de auto-afirmação.

Causas do problema de ereção

Os homens têm muita dificuldade de procurar ajuda quando encontram dificuldade de manter a ereção. Sentem muita vergonha em se expor, ainda mais se tiverem que contar o problema a outra pessoa, o médico, no caso. Nossa cultura é ainda muito machista; admitir esse tipo de falha faz o homem sentir-se, muitas vezes, humilhado.

As falhas de ereção podem acontecer em função de medicações psiquiátricas (principalmente antidepressivos), medicações para pressão e outras tantas que precisam ser avaliadas pelo urologista; o estresse muitas vezes pode ser também o responsável: cansaço, noites mal-dormidas, preocupações, excesso de álcool, a perda de alguém muito importante, principalmente a companheira, separações, problemas financeiros, desemprego, depressão etc. Mas, devido à dificuldade do homem em aceitar que essas situações possam estar prejudicando seu desempenho sexual, o que poderia simplesmente acabar logo acaba se tornando um círculo vicioso.

O homem vai para a relação com a expectativa e o medo de falhar. Fica muito angustiado e com isso perde a ereção, que às vezes nem chega a acontecer. A cada falha, a ansiedade cresce e a situação se agrava, a ponto de começar a evitar a relação e a aproximação das mulheres. É alta a probabilidade de a causa do homem apresentar ereção em certas circunstâncias mas não em outras ser emocional. Outra situação que leva a crer que existe componente psicológico é quando existe ereção, mas esta se perde na tentativa de introduzir o pênis na vagina. A presença de uma ereção matinal ou noturna rígida também é indicativa de que a capacidade de resposta erétil normal está presente fisiologicamente. Alguns homens não têm a percepção dessas ereções, mesmo que elas aconteçam. Muitas vezes, as parceiras é que percebem e falam para o psicólogo sobre essas situações.

A disfunção erétil de origem orgânica geralmente começa de modo gradual; já a emocional acontece abruptamente, e o paciente pode lembrar o momento em que iniciou. Algumas vezes ele espera tanto tempo para procurar ajuda que acaba não lembrando. Nessas situações, a parceira costuma ajudá-lo a recordar.

Durante a avaliação, é importante colocar o problema no contexto em que vive o paciente e suas condições de vida. Os problemas enfrentados ao longo da vida, suas reações a circunstâncias de vida específicas ou dificuldades mais graves podem se refletir na situação atual. Nesse momento, é importante prestar atenção especial no quanto essa disfunção está interferindo na vida do homem. Ela pode estar retardando e até mesmo impedindo o desenvolvimento de capacidades importantes. Geralmente os problemas sexuais atingem de tal forma a auto-estima do homem que acabam atrapalhando seu desempenho em todas as áreas de sua vida, no trabalho e nos relacionamentos de uma forma geral. Tornam-se mal-humorados, irritados e retraídos. Alguns homens podem ficar tão deprimidos que chegam a pensar na morte como saída para seu problema.

É necessário avaliar de que forma essa pessoa lida com a parceira ou com outras e com as situações, suas características individuais, assim como as características da pessoa com quem ele se relaciona sexualmente.

Estou falhando, e agora?

Mesmo quando um homem apresenta uma disfunção erétil devido a uma alteração orgânica, existe em maior ou menor grau um comprometimento psicológico que é necessário considerar e entender. Por isso, é muito difícil avaliar as conseqüências das doenças físicas sobre a sexualidade e dizer até onde o físico está comprometido por si só ou como conseqüência do emocional. Fatores psicológicos e fisiológicos parecem estar envolvidos na etiologia da disfunção erétil e, por essa razão, a avaliação diagnóstica deve enfocar ambos.

Para entender por que está falhando, o homem deve em primeiro lugar procurar um urologista para descartar as causas orgânicas. Após a avaliação, geralmente, se o problema não é orgânico, ele é encaminhado para a avaliação psicológica.

Essas questões ocorreram com Paula e seu deus grego e foram avaliadas. Primeiro ele consultou um urologista, que descartou a possibilidade de ser um problema orgânico e sugeriu-lhe procurar uma psicóloga para avaliar a parte emocional. Foi então que ele optou pelo atendimento.

Paula muito angustiada, marcou a consulta. O casal chegou, e Paula foi logo falando, ansiosa, fazendo muitas perguntas. Mas o que estava acontecendo: ele perdia a ereção? Tinha medo do desempenho? Sim, um dia ele falhou. Ficou indignado, pois isso nunca lhe acontecera antes, e depois, desesperado. A angústia começou a crescer. Cada vez que eles tentavam se relacionar, ele falhava. Ele já tinha tanto medo de falhar, que começou a evitar Paula. E ela começou a achar que ele não gostava mais dela. É o primeiro pensamento que as mulheres têm. O segundo é: ele deve ter outra. Mas não tinha ninguém. E como ele tinha um pouquinho de dificuldade em se abrir para Paula – a maioria dos homens tem esse problema –, acabou afastando-se dela. Quando os casais não conversam, isso dá margem a que fiquem fantasiando coisas que não são verdadeiras, como estava acontecendo no caso de Paula.

A terapia de casal procurou estimular a comunicação entre eles. Em primeiro lugar, depois de detectado o problema, foi sugerido que o casal se abstivesse de tentar relacionar-se sexualmente, mas deveriam procurar aproximar-se mais, fazer um programa a dois, sem os filhos. É conveniente que o casal tenha pelo menos um dia na semana, para sair e namorar. Se puderem eventualmente passar um fim de semana longe, para fazer uma lua-de-mel, é perfeito. Pedi a eles, então, que procurassem se relacionar como faziam no início do namoro, com o objetivo de aproximá-los novamente. Que tomassem banho juntos, que dormissem agarradinhos, mas que não tentassem, de jeito nenhum, ter relações. Além de reaproximá-los, queria ajudá-lo a parar de se pressionar, de se obrigar a ter uma ereção. Esse exercício muitas vezes já resolve o problema, pois a proibição acaba sendo um incentivo. Tudo o que é proibido é mais gostoso. A pressão diminui e o homem pára de se cobrar. A ereção pode acontecer e eles não resistem e têm uma relação maravilhosa. Entretanto, mesmo agindo assim, às vezes ele não obtém a ereção.

Na semana seguinte, quando o casal retorna, procuro avaliar como foi o exercício. Conforme for, sigo um caminho ou outro. Se tiveram relações normais, dou alta: o objetivo foi alcançado. Se não, dou continuidade ao tratamento.

Peço então que continuem, por mais uma semana, as sessões de namoro sem sexo, pois ele está ainda muito tenso, preocupado com a situação. Estimulo-os a tomar banho juntos, se massagearem, continuarem dormindo sem roupas e pertinho um do outro. Que ele procure, ao máximo, se despreocupar com a ereção. E que, mesmo se tiver ereção, não tenha relação, sob hipótese alguma, pois a idéia é reforçar essa capacidade até que ele se convença e sinta-se seguro. Em geral, em duas semanas já há um bom resultado. Eles voltam dizendo que ele teve ereção e, muito constrangidos, falam que tiveram uma relação, ou que houve ereção, mas não tiveram relações.

Peço então que ele procure dar prazer a ela, mas sem utilizar o seu pênis. Se ele tiver ereção e não puder se controlar, então ela pode masturbá-lo, mas só isso, nada mais. Em geral, funciona muito bem. Na semana seguinte, peço que ela lhe proporcione uma ereção, mas que o deixe perdê-la a seguir, e que repita isso três vezes. O objetivo é fazê-lo adquirir confiança e acreditar que pode ter e perder a ereção e obtê-la novamente. Nessa fase, em geral, o casal retoma as relações normalmente.

Paula e seu deus grego aprenderam, com o tratamento, a dialogar mais, o que é imprescindível para o bom relacionamento, e tornaram-se mais criativos, mais íntimos. Durante as sessões, é importante ajudar o casal a se dar conta de suas dificuldades e superá-las.

Paula e o deus grego – parte IV

Agora vou contar como conheci Paula. Ela veio procurar tratamento porque seu deus grego estava tendo problemas de ereção. Fizemos a avaliação inicial, que consiste de algumas consultas individuais (ela, depois ele) e outras com o casal, até entendermos o que realmente estava acontecendo. Esse é um momento muito importante para podermos diagnosticar o que está ocorrendo e, depois, propormos a terapia. Grande parte do sucesso de um tratamento está na identificação do problema.

A primeira coisa que a mulher deve pensar nesses casos: gosto da pessoa com quem estou? Se você não gosta mais, pense: o tempo passa muito rápido, amanhã você pode não estar mais aqui.

Como resolver o medo de perder a ereção

Por que um homem tem medo de perder a ereção? Porque não confia em sua capacidade de consegui-la. A insegurança é que resulta na falta de ereção. Eu digo aos meus pacientes: sabe aquela confiança que você sente na sua capacidade de levantar agora da poltrona e sair caminhando? De poder dar um passo depois do outro? Você não precisa pensar para fazer isso, não é mesmo? É automático. Mas e se você começar a se preocupar com a sua capacidade de levantar e sair caminhando, ou com a forma como está fazendo isso, como está pisando? Daí você vai se atrapalhar mesmo. Fazer sexo tem de ser com confiança, tendo a certeza de que você vai ser bem-sucedido. Não tem de soltar a imaginação de forma negativa. Aliás, esse momento não é para pensar, mas para sentir.

Quando você vai para uma relação, precisa ser como participante e não como espectador. Se ficar preocupado com seu desempenho, vai dificultar a ereção. É necessário entregar-se, relaxar. Se a preocupação com a ereção surgir, procure desviar seus pensamentos. Dedique-se bastante às preliminares. Procure sentir o beijo, as sensações que ele provoca. Encha sua parceira de carinhos. Proponha um banho. Passe o sabonete no corpo dela, peça que ela o ensaboe. Proponha uma massagem. Primeiro você faz nela e depois pede a ela que retribua. À medida que essas carícias vão acontecendo, a pressão vai diminuindo e você naturalmente vai ficando excitado; então, aproveite.

Agora, se a angústia estiver muito acentuada, eu sugiro parar tudo. É, há momentos em que o homem está tão estressado que é necessário dar um tempo. Ao chegar a esse ponto, muitos começam a evitar as mulheres ou situações em que possam se expor. O que fazer? Proponho ao casal que evite ter relações por um tempo. No item "Estou falhando, e agora?" eu abordo melhor a técnica da resolução deste problema.

Como melhorar a ereção e o desejo

Quando um paciente me procura com queixa de que anda com pouco desejo de relacionar-se sexualmente e de que, quando tem ereção, esta não é muito firme, procuro primeiro entender o que está acontecendo. Não é sem motivo que isso acontece.

Quando começo a investigar um pouco a vida desse homem para tentar descobrir quais os conflitos que vem enfrentando, só de poder dividir suas preocupações comigo ele já se sente bem melhor. Entre uma consulta e outra, à medida que vamos compreendendo suas dificuldades, peço que ele faça o exercício de Kegel, que leva esse nome por ter sido desenvolvido pelo Dr. Arnold Kegel, o primeiro médico a utilizar de forma científica os exercícios de fortalecimento dos músculos pélvicos. Sabe aquele músculo que você contrai para segurar sua urina? Pois bem, imagine que você está louco de vontade de fazer xixi e não pode. Você vai contrair esses músculos, certo? Mas só eles. Alguns homens contraem junto os esfíncteres anais. Para você não ter dúvidas a respeito do músculo do qual estou falando, a próxima vez que for urinar, solte e largue o jato algumas vezes para sentir a contração e o relaxamento da musculatura. Mas o exercício a que me refiro não deve ser feito durante o ato de urinar. Agora que você sabe qual o músculo a que me refiro, quero que você o contraia e conte até três, então relaxe. Faça isso trinta vezes seguidas, três vezes ao dia. É o tipo do exercício que você pode fazer sentado, esperando pela consulta na sala de espera, no carro, no ônibus, na fila do banco ou do supermercado, vendo televisão ou em qualquer outro lugar que você queira. Ninguém percebe seus movimentos, faça tranqüilamente.

O interessante desse exercício é que, assim como um exercício de musculação, ele vai fortalecer a musculatura e melhorar sua ereção. Mas é necessário ser persistente, é preciso um tempo até que apareçam os resultados. E pode estar certo de que virão.

Mas e o desejo? De acordo com a minha experiência na aplicação desse exercício, com o tempo os homens não só melhoram a ereção como também começam a sentir mais desejo. É um exercício que traz ótimos resultados. Meus pacientes ficam satisfeitos e solucionam seus problemas de ereção e de desejo. Claro que acompanhado das conversas durante o tratamento para que eles possam resolver os problemas que estavam dificultando o seu desempenho.

Medicações via oral para a ereção

Este assunto vem causando muita confusão. Na época do lançamento da primeira medicação via oral para a ereção, ocorreram alguns falecimentos. Muitos homens e suas parceiras, por desconhecerem o funcionamento desse tipo de medicação, passaram a temer utilizá-la. Tinham medo de tomar e vir a morrer. Acontece que essas mortes não tiveram como causa a medicação propriamente dita. No filme *Alguém tem que ceder*, isso fica muito bem ilustrado quando o personagem de Jack Nicholson está tendo um ataque cardíaco e a médica lhe pergunta se tomou medicação para ereção. Constrangido, ele mente que não tomou, e a médica diz que se ele tiver tomado poderá morrer, pois vai lhe dar uma medicação que não é compatível com a que ele ingeriu. Com medo, ele acaba confessando que tomou. E tomou provavelmente por receio de vir a falhar com sua jovem namorada.

O que acontece realmente é que as medicações via oral para a ereção, de uma forma geral, contêm nitrato. Medicações para o coração normalmente também contêm nitrato. Então uma pessoa que faça uso de medicação que contenha nitrato não poderá fazer uso de medicações via oral para ereção. É somente nessa situação que se corre risco de vida. Tomar medicações para a ereção, por si só, não leva à morte.

Outro ponto que também é necessário esclarecer é que nem sempre a medicação funciona na primeira vez. Às vezes é necessário utilizá-la mais de uma vez até que ela faça efeito. E às vezes uma determinada medicação não faz efeito mas outra pode funcionar melhor. Além disso, é importante lembrar que essas medicações não são afrodisíacos. É necessário que exista uma motivação interna por parte do homem e que a parceira também participe. Criar um clima entre o casal é muito importante. Se tomar a medicação e ficar de braços cruzados, nada vai acontecer.

Algumas mulheres ficam chateadas quando o parceiro faz uso desse tipo de medicação, acham que eles não sentem mais atração por elas. Mas acontece que é necessário que esse homem que vai fazer uso da medicação sinta atração por essa mulher. Se ele não tem atração por ela, se não existe esse estímulo, ele não terá ereção mesmo tomando a medicação. Então a mulher não precisa ficar chateada pelo fato de ele usar a medicação, pois ela é a motivação da ereção.

Outra questão que também deve ser lembrada antes de fazer uso dessas medicações: procurem fazer uma avaliação prévia com um urologista. É importante ver se o uso é indicado, esclarecer dúvidas e saber qual a medicação mais indicada para o seu caso, além de determinar se há realmente necessidade de utilizá-la. É muito grande o número de jovens que utilizam essas medicações sem uma real necessidade a não ser a de impressionar a parceira. Querem parecer super-homens. O perigo nessas situações é a dependência psicológica. O jovem fica com medo de que, uma vez que a parceira conheceu seu desempenho utilizando medicação, ela possa vir a se decepcionar se não for novamente da mesma forma. Daí cria-se um ciclo vicioso e a dependência. Ele mesmo acaba não acreditando mais em sua capacidade de satisfazer a parceira. Muitas vezes elas nem querem que a relação leve tanto tempo, uma vez que já estão satisfeitas, mas temem criar um problema se disserem isso ao parceiro. Então realmente é necessário consultar o especialista e avaliar cada caso.

18
Cirurgia de próstata

Para qualquer pessoa é muito difícil receber o diagnóstico de câncer. É algo que provoca imenso impacto, pois o primeiro pensamento está associado à palavra "morte". Os sentimentos de um homem ao escutar de seu urologista que ele tem câncer de próstata equivalem aos da mulher ao escutar que está com câncer de mama. Só que para a mulher parece ser muito mais fácil lidar com essa situação. Para os homens, esse momento é vivido como se estivessem sendo castrados. A sexualidade, tanto feminina como masculina, está diretamente relacionada com esses órgãos. Abrir mão deles é como perder o próprio sexo, a identidade de ser homem ou mulher.

Nossa identidade sexual é construída desde o momento em que nascemos e vai se desenvolvendo e se transformando durante a infância e adolescência, até nos tornarmos adultos e pais. Mas são os seios, para a mulher, e o pênis e sua capacidade de obter ereção, para o homem, os símbolos de sua feminilidade e masculinidade, respectivamente.

Dependendo do local em que somos criados, sofremos influências culturais e religiosas. A forma como nossos pais lidam com a própria sexualidade, como passam ou não suas experiências para os filhos vai contribuir para a formação dos valores atribuídos à sexualidade. Ainda vivemos numa sociedade muito machista, que supervaloriza o desempenho sexual masculino. E hoje não são somente os homens que competem entre si, que se cobram, as mulheres também se tornaram mais exigentes. Isso, por sua vez, só vem reforçar a pressão sobre o desempenho masculino, deixando os homens mais assustados e sofrendo maiores pressões, tanto internas quanto externas. Não é por acaso que a indústria farmacêutica investe milhões em pesquisas com drogas para ereção.

Para muitos homens, perder a potência sexual é o mesmo que perder o sentido de viver. É a morte por antecipação. Muitos desenvolvem ansiedade e/ou depressão, que acabam causando profundos efeitos na função sexual, como falta de interesse, de desejo, de satisfação e de orgasmo.

A auto-imagem e a percepção da parceira podem ser alteradas pelo diagnóstico de câncer e a possibilidade de uma cirurgia de próstata. É um momento crítico e de muitas reflexões. Podem ocorrer a diminuição da auto-estima e o início de um processo de medo de rejeição pela parceira e tendência de evitar outras.

Para um homem que está vulnerável, qualquer espécie de tensão emocional ou física tende a levar à falha da ereção. E o homem que passa por uma cirurgia desse calibre tende a ficar extremamente vulnerável. Começa a evitar situações que possam levar a uma intimidade física. Sente-se desajeitado para lidar com a situação e pouco natural por ter de fazer uso de medicações. Como explicar isso para uma mulher com a qual ele não tem intimidade? É o que o homem fica se perguntando. E acaba evitando-as, para não se sentir embaraçado. Não se permite mais fantasiar com uma mulher atraente ou imaginar um encontro sexual. Antes ficava excitado e até mesmo com ereção ao olhar para ela ou ao imaginar um relacionamento sexual. O sentimento de si mesmo como homem fica diminuído. Há um abalo na sua identidade masculina, um sentimento de vazio, uma perda da autoconfiança na sua capacidade como homem.

Não se deixa de ser homem só porque não se tem mais uma ereção, esse é apenas um aspecto da vida. Mas a sexualidade é vista por ele como uma parte substancial na sua definição como homem, e um homem que perdeu a função sexual sente profunda angústia com a necessidade de redefinir-se como macho. E é necessário que ele redefina esse sentimento.

Quando o médico comunica ao paciente que deve fazer a cirurgia de próstata, informa sempre as opções terapêuticas e seus efeitos colaterais, e principalmente os efeitos colaterais concernentes à cirurgia propriamente dita. Entre os aspectos abordados, o que causa maior impacto, sem dúvida, é a possibilidade da perda da ereção, tanto para o homem quanto, conseqüentemente, para a sua parceira, o que torna muito difícil a decisão de se submeter à cirurgia. Muitas vezes o médico precisa do apoio da mulher para convencer o paciente, pois alguns resistem e se opõem, mesmo correndo risco de vida. É de muita ajuda para o homem escutar da esposa que o mais importante é vê-lo vivo e bem, que o relacionamento é mais importante do que o ato físico. Além disso, quando o paciente está na meia-idade, que em geral é a fase em que o câncer de próstata se manifesta com mais freqüência, a performance sexual já pode estar diminuída por causas vasculares, alterações hormonais ou efeitos colaterais de medicações. Outra questão bastante pertinente, que não deve ser omitida, é a constatação de que à medida que o homem envelhece, particularmente após os sessenta anos, a resposta sexual torna-se mais lenta, e a ereção, a penetração e a ejaculação demoram mais para acontecer. O período refratário também se estende após os cinqüenta anos. Homens que estavam acomodados em um relacionamento monogâmico ou solteiros dessa faixa etária sentem uma perda de potencial para a intimidade sexual. Sentem-se embaraçados e com medo de enfrentar a mulher. Muitas vezes essa parceira de tantos anos também está acomodada e sente-se exigida, a partir de então, a mudar seu comportamento sexual com o marido. Essa é uma das situações de maior freqüência vividas por casais de meia-idade, sendo muitas vezes bastante difícil de tratar, pela resistência à mudança de atitudes por parte da parceira.

Ter uma relação sólida pode servir como fator atenuante e facilitar o ajuste a essa situação. Com relação ao fortalecimento das relações amorosas, os casais devem aprender as formas de utilizar as diferenças e mudanças no intuito de fortalecer a intimidade. Com isso pode haver um aumento do prazer e da satisfação que cada um pode dar ao outro.

É primordial o papel do médico no sentido de estar atento ao paciente que não revela suas preocupações com a função sexual e, mesmo, com outros problemas que possam surgir frente o diagnóstico de câncer, para que esses problemas não se transformem mais tarde em obstáculos psicológicos, levando à depressão. A depressão instalada pode agravar, ainda mais, os problemas sexuais, provocando a perda da libido.

Na hipótese de uma perda da capacidade de ereção após a cirurgia, contar com a parceira é uma possibilidade enriquecedora, como vimos antes, mas o homem que não tem parceira deve encontrar outras maneiras para se tornar íntimo e criar clima de aproximação com as mulheres. Quando o intercurso sexual não é possível, os casais devem fortalecer seus relacionamentos de outras formas, devem discutir e explorar novas modalidades e variedades de prazer. À medida que o casal puder se adaptar, de forma generosa e sensível, às mudanças, suas relações conjugais serão enriquecidas.

É importante que cedo possa ser oferecida essa ajuda às pessoas com disfunção sexual, incluindo o uso de medicações via oral, de substâncias vasoativas e vácuo. Um trabalho conjunto entre oncologista, radioterapeuta oncológico, urologista e psicólogo é necessário para a otimização e melhora da terapia para o câncer.

Sexo após cirurgia de próstata

Causa impacto escutar alguns pacientes (felizmente não muitos) dizerem que, se não puderem mais ter uma ereção, preferem morrer. Atendi um que, infelizmente, por estar com câncer na próstata, teve de retirá-la e não conseguia mais ter ereção. Sabe o que ele me disse? Se eu soubesse que isso iria acontecer, não teria operado. Eu o questionei a respeito de sua vida. Ele respondeu que não tinha mais sentido viver se não pudesse desfrutar do sexo. Parece-me uma excessiva valorização do sexo. Não pensar em sexo ou só pensar em sexo não são formas saudáveis de se encarar a questão, ou melhor, a vida. Fico imaginando que talvez muitos homens já tenham tirado suas vidas em função de não suportarem a idéia de não poderem mais se relacionar sexualmente como faziam antes. Felizmente, hoje há formas de resolver o problema desses e de tantos outros homens que têm problemas de ereção. Cada vez mais as cirurgias estão preservando o funcionamento do pênis. Às vezes, infelizmente, sua função é inevitavelmente afetada. Nesse caso, os homens podem se beneficiar das medicações via oral. Se estas não funcionarem, podem fazer uso de medicações injetáveis no pênis ou introduzidas na uretra. Se essas também não resolverem, podem ainda colocar uma prótese peniana. Existem diversos tipos de próteses e para todos os bolsos. Desde sofisticadíssimas até as simples, que o INSS coloca gratuitamente. Já fiz acompanhamento psicológico com muitos pacientes que as colocaram e nunca vi nem um reclamando ou arrependido de tê-la colocado. É uma excelente saída para quem realmente não consegue ter ereção.

Todos os pacientes que vão se submeter à colocação de uma prótese são, ou devem ser, avaliados psicologicamente antes da cirurgia, pois é importante entender como eles estão emocionalmente. Se tiverem uma parceira, essa é convidada a participar da avaliação. Afinal, ela é uma parte interessada no assunto, ou pelo menos deveria ser. Às vezes acontece, no entanto, de elas não estarem interessadas no que está acontecendo com eles. E às vezes eles é que não querem que elas participem, pois o casamento já não anda bem, já faz alguns anos que dormem em quartos separados, e ele prefere que ela não saiba, pois com isso revelaria o fato de estar tendo ou querer ter relações com outras mulheres. Entretanto, é importante que as pessoas saibam que o papel do terapeuta não é e jamais será o de julgar alguém. Como terapeutas, devemos escutar e ajudar o paciente a encontrar saídas para as suas dificuldades. Devemos procurar ajudá-lo a entender o que está acontecendo, mas ele precisa se responsabilizar por seus atos, cabe a ele decidir o que vai fazer.

Agora uma dica muito importante. Às vezes, o homem que se submete à cirurgia de próstata, mesmo que tenha a sua capacidade de ereção preservada, só de saber que outros homens a perderam na mesma situação, acaba não conseguindo mais ter ereção. O medo o impede. Nesses casos, é preciso convencê-lo de que seu problema é emocional, e o apoio da parceira nesse momento é fundamental. É necessário que ela procure tranqüilizá-lo, seja muito carinhosa e estimule-o bastante na hora da relação.

19
Ejaculação precoce

Ejaculação precoce, também chamada de prematura ou rápida, é a mais freqüente das disfunções sexuais. Sua definição deve levar em consideração alguns aspectos importantes, pois o que é percebido como precocidade em alguns pode não ser um problema para outros. Por exemplo, se o homem tem uma parceira que chega ao orgasmo rapidamente, sua ejaculação rápida pode não ser um problema. Às vezes, ela é que quer que ele goze rápido para livrar-se da situação, pois não gosta de sexo ou não gosta mais dele. Se está bem assim para o casal, tudo bem. O problema é quando não está sendo bom para algum dos dois ou para os dois. E é bem melhor quando não está bom para os dois, pois muitas vezes só o homem quer melhorar sua performance e a parceira não está nem preocupada com isso. Muitas vezes também o problema aparece quando o homem muda de parceira.

Além disso, se houver insatisfação crônica, conflitos e raivas entre o casal, a intimidade sexual pode começar a ser evitada, e isso conseqüentemente pode causar um problema de ereção. Esse ciclo vicioso acaba piorando a situação daquele que já possui tendência a ser ansioso. Entretanto, embora problemas de relacionamento possam contribuir consideravelmente para o surgimento de problemas sexuais, nem sempre existe uma relação clara entre eles. Existem muitos casais com problemas de relacionamento que não necessariamente apresentam problemas sexuais. Outros fatores que podem causar ejaculação precoce seriam: comunicação pobre entre o casal, medo de intimidade, dificuldades sexuais da parceira, problemas familiares e de trabalho e pressões sociais.

A ejaculação precoce, muitas vezes, torna-se um transtorno crônico quando o paciente não procura auxílio imediato. Quando não há uma avaliação adequada, os pacientes podem ser diagnosticados como portadores de disfunção erétil, e o tratamento correto é retardado. É bastante freqüente um paciente ser encaminhado pelo urologista com disfunção erétil e, na avaliação, descobrir-se que ele sempre foi um ejaculador precoce. Isso porque a preocupação com a ejaculação acaba atrapalhando a ereção e é só nesse momento que o paciente procura o urologista.

A ejaculação precoce tende a ser um problema dos jovens, mas esses muitas vezes nem se dão conta, só quando começam um relacionamento fixo. Ou quando a parceira reclama que não teve tempo para gozar. Às vezes a ejaculação é tão rápida que nem chegam a tirar a roupa.

Existem diversas teorias para explicar por que um homem goza rápido, mas ainda não há um consenso. O que se percebe é que geralmente se trata de homens muito ansiosos. Uns mais que os outros, e alguns às vezes nem se dão conta do quanto. A maioria dos homens com esse tipo de problema tem muita dificuldade de buscar ajuda. Alguns levam anos. Como eu disse antes, às vezes só buscam tratamento quando, pelo excesso de preocupação com a ejaculação, começam a perder a ereção. Entram então num círculo vicioso e, de tanta angústia, acabam evitando ter uma relação sexual. Isso, para um homem que goza rápido, só pode piorar a situação, pois quanto mais tempo houver entre uma relação e outra, mais excitado ele vai ficar quando tentar novamente e, com certeza, vai ejacular muito rápido.

De qualquer forma, quando há indicação para algum tratamento, o prognóstico será sempre muito melhor se o casal participar. Como terapeutas, sabemos que é bastante significativo o fato de a parceira negar-se a vir à consulta quando chamada. Se ela gosta dele e quer ter uma vida sexual satisfatória, por que não participar?

Tratando a ejaculação precoce sozinho

Os exercícios a seguir são baseados no trabalho da Dra. Helen Singer Kaplan, que eu considero a melhor terapeuta sexual que já existiu.

Em primeiro lugar, lembre-se sempre: é importante concentrar-se para perceber o momento que antecede a ejaculação. Esse é o nosso principal objetivo. Um homem tem de ser capaz de perceber quando vai gozar, mas, para adquirir essa percepção, é necessário trabalhá-la. E isso pode ser feito da seguinte maneira:

Antes de mais nada, mesmo fazendo o exercício sozinho, você precisa estar com vontade, ou seja, excitado, pois não se trata de um mero exercício físico. Procure concentrar-se na sua percepção. Comece a se masturbar procurando perceber o momento que antecede a ejaculação. Quando sentir que, se não parar, vai gozar, pare. Espere alguns segundos, bem poucos, senão pode perder a ereção, e recomece novamente. Faça isso três vezes; na quarta, pode ir até o final e gozar. Procure fazer esse exercício pelo menos três vezes na semana durante duas semanas. Se sentir vontade, pode fazer mais, não tem problema. Mas três vezes está ótimo. Não se preocupe com o tempo. O importante é a percepção e a concentração. Se conseguir segurar todas as vezes e gozar só na quarta, então pode passar para o segundo exercício.

O segundo exercício difere do primeiro somente em um aspecto. Agora você vai colocar vaselina líquida na mão para fazer o mesmo que fez no primeiro exercício. Pode parecer pouco, mas faz muita diferença. A mão com vaselina escorrega mais, é mais excitante, pois parece a lubrificação vaginal. Esse exercício também deve ser feito pelo menos três vezes durante a semana. A idéia é você estar sempre trabalhando a sua percepção para o momento que antecede a ejaculação. Deve ser feito também quando você estiver estimulado, com vontade, caso contrário você não conseguirá gozar. A prática desse exercício vai ajudá-lo porque na próxima oportunidade que tiver uma relação você não estará tão necessitado, não é mesmo? Ficar muito tempo sem relação, por si só, já é um motivo para gozar rápido. Quanto mais jovem você é, pior. Com a idade, os homens tendem naturalmente a segurar mais a ejaculação.

Tratando a ejaculação precoce em casal

É sempre muito melhor tratar a ejaculação precoce com um casal do que com um paciente sozinho, pois as dificuldades do casal vão aparecendo no decorrer da terapia e, com isso, podemos tentar solucioná-las junto. Então, se você tem uma parceira, vamos tentar os exercícios que vou explicar agora.

O objetivo do tratamento é trabalhar a percepção do paciente para o momento que antecede a ejaculação, pois essa é sua maior dificuldade. Compõe-se de cinco exercícios. Teoricamente, um exercício por semana. Digo teoricamente porque se o casal não conseguir fazer os exercícios por falta de oportunidade ou outros problemas que possam surgir, o tempo de tratamento vai se prolongar.

Insisto neste ponto: não se trata de um mero exercício físico, é necessário que o homem tenha desejo, esteja excitado para fazer o exercício, pois se não tiver vontade, não tem como fazer. As sensações devem estar conectadas com o desejo.

Ejaculadores precoces podem ser muito ansiosos, como já foi dito antes. Nesse caso, é necessário avaliar o grau de ansiedade e, se for preciso, indica-se um antidepressivo, porque o efeito colateral desse tipo de medicação é retardar a ejaculação. A medicação deve ser utilizada em baixas doses e por um pequeno período. É importante que o paciente desenvolva a sua autoconfiança, para não atribuir somente à medicação os seus ganhos.

Vamos aos exercícios:

Primeiro – Com a mão seca, a parceira deve iniciar uma masturbação no parceiro. De olhos fechados e imóvel, o homem deve concentrar-se para pedir para ela interromper a masturbação no momento em que sentir que vai ejacular. Então o casal aguarda alguns segundos apenas, para que o homem não perca a ereção, e recomeça. Seguir esse procedimento três vezes e na quarta gozar.

❑ Durante a aplicação dos exercícios, não podem acontecer relações sexuais normais, pois o objetivo é trabalhar a percepção do homem e, gradualmente, aumentar a excitação.

Segundo – Como o primeiro, mas a parceira deve colocar na mão um lubrificante, para o ato ficar mais excitante.

❑ Os exercícios devem ser feitos pelo menos três vezes por semana e, para passar para o próximo exercício, tem de haver sucesso nas três vezes. O terapeuta deve reforçar sempre a questão da concentração e de que não é necessário que se faça mais do que quatro vezes.

Terceiro – A mulher deve colocar o lubrificante no pênis ou na vagina, o homem deve ficar deitado e ela vem por cima e se deixa penetrar. O exercício é similar aos outros. Ela se mexe, e quando ele sente que vai gozar, pede a ela que pare. Fazer três vezes e gozar na quarta.

Quarto – O casal deve ficar deitado de lado, frente a frente ou ela de costas para ele. Isso vai exigir que ele se mexa. Sempre no mesmo esquema de três vezes e gozar na quarta.

Quinto – Ele por cima. Repetir três vezes e gozar na quarta.

- O homem deve procurar sempre reforçar a concentração, não se preocupar com o que ocorre em sua volta e muito menos com a parceira, muitas vezes motivo de sua ansiedade. Se estiver preocupado com ela, é porque não está se concentrando em si mesmo.

Quando o objetivo do quinto exercício foi atingido com sucesso, pede-se que o casal procure variar as posições, mas ainda obedecendo ao esquema de chegar três vezes ao ponto da ejaculação e gozar apenas na quarta. Depois de duas semanas, o casal pode passar a praticar o sexo livremente, porém uma vez por semana ainda deve ser feito o primeiro ou o segundo exercício. Em geral os pacientes optam pelo segundo, mas tanto faz. O importante é lembrar de se concentrar.

Um mês após os objetivos dos exercícios terem sido atingidos, pede-se que o casal compareça ao consultório para o terapeuta ver como está. Se tudo estiver correndo como o esperado, ele conseguindo segurar três vezes e gozando só na quarta, são liberados para as relações normais. O casal deve estar sempre atento à freqüência das relações. Quando a parceira não tiver vontade ou estiver impossibilitada, por estar menstruada ou viajando, ou mesmo quando o casal está brigado, o homem deve praticar o primeiro ou segundo exercício sozinho. No entanto, não é bom que se sinta excitado e não possa se satisfazer. De alguma forma isso tem de acontecer, mesmo que, infelizmente, sozinho.

Durante o tratamento, o casal deve comparecer ao consultório uma vez por semana. Se isso não for possível, pelo menos uma vez a cada duas semanas. Depois do quinto exercício pode-se ir espaçando as consultas. O trabalho conjunto tem mais chance de dar certo, pois individualmente o homem tende a parar já no segundo exercício.

20
O homem que não consegue gozar

Homens que não conseguem gozar devem, em primeiro lugar, ir ao urologista para descartar a hipótese do fator orgânico. Freqüentemente os pacientes se queixam de problemas com relação à sua ejaculação e a causa é alguma medicação de que eles estejam fazendo uso. Portanto, é realmente necessária a avaliação. Após investigação médica, se não existe problema físico, o urologista vai encaminhá-los para uma avaliação psicológica. Raramente esse problema tem origem orgânica.

Um problema que os homens com dificuldade de gozar apresentam com bastante freqüência é o medo de envolver-se com uma mulher. E isso, é claro, se reflete no sexo, na hora da entrega, na hora do gozo. Ou eles não conseguem gozar de jeito nenhum ou não conseguem gozar dentro da vagina delas. É necessária uma masturbação para que venham a ejacular. O gozo tem um significado: é o momento da entrega total. Se ele não quer se entregar, envolver-se, dificilmente gozará dentro da parceira.

Há outra situação que também pode dificultar o gozo. O homem pode ter dificuldades de gozar tanto com uma mulher quanto com outro homem, quando ainda não conseguiu assumir sua homossexualidade.

Pode existir também o medo de engravidar a mulher, de pegar alguma doença, e outros tantos. Às vezes são más experiências que podem ter deixado sua marca, mas nada que um bom tratamento não possa resolver.

21
Sexualidade e gravidez

Existem algumas mulheres que têm dificuldades em se adaptar às pílulas anticoncepcionais, que em geral são a primeira escolha entre tantos métodos anticoncepcionais. Algumas referem uma inibição do desejo durante o uso desse método. E isso realmente pode ocorrer. A solução é tentar tipos diferentes de pílulas ou, se mesmo assim persistir a queixa, procurar outro método.

Muitas mulheres sexualmente bem ajustadas acham que existem ainda outras técnicas contraceptivas que atrapalham o prazer sexual. É importante que os parceiros dividam a responsabilidade da escolha do método a ser utilizado, não só pela possibilidade de haver uma diminuição da libido da mulher como pela possibilidade de haver uma gravidez. Em minha opinião, a melhor solução para os casais que têm certeza de que não querem mais filhos é a vasectomia.

Para aqueles que querem filhos, é importante lembrar que a gravidez não reduz a resposta sexual das mulheres, muito antes pelo contrário. Muitas mulheres notam um aumento na sua responsividade e orgasmo durante e após a gravidez, provavelmente por mudanças fisiológicas (como incremento de circulação de sangue sobre a pélvis) que ocorrem durante esse período. É possível que, após o nascimento da criança, a mulher que antes era mais reprimida ou não se sentia bem no seu papel como mulher passe a sentir-se uma mulher completa e se permita usufruir o seu corpo de forma plena.

22
Sexualidade e filhos

Só porque o casal teve um filho, ou mais de um, não significa que o sexo terminou. Esse é um pensamento errôneo. O sexo, além de ser a maneira natural de gerar filhos, é muito prazeroso.

É muito importante que, após o período de resguardo que a mulher deve ter depois do parto, ela volte a relacionar-se sexualmente. Será necessário um tempo para que todos se sintam novamente em condições de retomar a rotina. Mas é muito importante que isso ocorra o quanto antes. Digo isso tanto pela questão física quanto pelo relacionamento do casal, que já está passando por um momento difícil, por uma completa desestruturação da casa para receber o novo descendente.

Infelizmente, observa-se com bastante freqüência os pais colocarem o bebê no quarto assim que ele nasce. Eles alegam que é mais cômodo para a mãe na hora de dar de mamar, trocar as fraldas etc. Existem também aqueles que têm medo de não escutar o choro do bebê. Para algumas, é muito difícil esse primeiro momento de separação do bebê, que esteve dentro delas por nove meses. Então procuram deixá-lo o mais próximo possível, têm dificuldade de colocá-lo no quarto dele. Muitas vezes, também, se valem da criança para não se relacionar sexualmente com o parceiro. Essa é uma situação que eu observo até com maior freqüência.

Outras vezes, embora não seja comum, a dificuldade é dos homens: eles é que querem que a criança durma entre o casal. Isso seria a chamada transferência que eles fazem da própria mãe para a mulher, agora mãe. Outras vezes, durante o período de gravidez e/ou depois do nascimento do bebê, a crise entre o casal se instala. Uma forma de amenizar essa situação é colocar a criança entre eles. Enfim, diversas situações conflitivas poderão ocorrer com a vinda dos filhos que poderão interferir no relacionamento sexual do casal.

A verdade é que não é aconselhável que o bebê durma no quarto dos pais não só pela vida sexual deles como pela criança mesmo. Quando tiverem de tirá-la do quarto, como vai ser? O mais correto é colocá-la no quarto dela. Assim já se acostuma logo, e os pais mantêm a sua privacidade.

23
Sexo fora do casamento

Por que será que algumas pessoas relacionam-se sexualmente fora do casamento? Pelos mais variados motivos. E esses motivos também são diferentes para os homens e as mulheres. Hoje, porém, cada vez mais mulheres se permitem esse comportamento que, até pouco tempo atrás, era exclusividade masculina.

Ao pensarmos sobre os motivos que levam os homens a trair, o primeiro que me ocorre, como argumento invocado pela maioria é *a rotina*. Ou seja, os homens gostam de variar, de novidade. A maioria dos homens pensa assim. E muitos alegam que relacionar-se sexualmente com outra mulher não quer dizer que eles não amem a mulher com a qual estão casados ou namorando. Sequer pensam na separação. Para esses homens, fazer sexo com outra mulher é simplesmente buscar satisfação física, prazer e diversão.

Já as mulheres, segundo as teorias mais comumente aceitas, precisam se envolver emocionalmente para ter prazer na relação sexual, são mais românticas por natureza. A antropóloga Helen Fisher parece discordar disso. Para ela, as mulheres têm esse comportamento em função da escolha do melhor pai para a sua prole. Na verdade, têm o mesmo desejo de variar de parceiro, à semelhança do homem, mas sempre na busca do melhor pai para os seus filhos. O que essa pesquisadora pensa não deixa de ser o que Darwin já dizia com a sua teoria da evolução: se tivermos filhos e eles se reproduzirem, estaremos passando nossos genes para as próximas gerações, o que nos torna bem-sucedidos. E à mulher caberia escolher o macho mais saudável e forte, para melhorar cada vez mais a genética.

Mas o fator cultural também influencia bastante o nosso comportamento. O nosso modelo de identificação são os nossos pais. A sociedade na qual estamos inseridos, as pessoas que nos rodeiam nos cobram um determinado comportamento. As culpas que carregamos ao longo de nossa vida, que muitas vezes não nos permitem colocar em prática nossos íntimos desejos. A religião, que imprime em nós uma marca bastante forte.

Mas existem também os motivos pessoais para a traição: insegurança com relação à nossa capacidade sexual e a tentativa de resolvê-la com outra pessoa (esta é uma prática muito adotada por homens); a busca de uma saída para um casamento que não vai bem; a tentativa de ser mais independente e autônomo(a); o reflexo de uma crise da idade; a necessidade de atenção e/ou afeto (prática muito adotada pelas mulheres). Existem os que repetem um modelo vivenciado em casa, onde a relação dos pais era superficial e o pai ou a mãe, ou até ambos, tinham amantes. Há casos também em que um dos parceiros viaja seguidamente a trabalho, ou mesmo trabalha muito, o que seria uma oportunidade de ter relações extraconjugais tanto para aquele que trabalha muito como para o parceiro que fica muito tempo só. Há também casos de uma grande diferença de idade, que com o tempo poderá ser mais aparente. Por exemplo, um homem vinte anos mais moço que a mulher. Por vezes ela não mais desejará se relacionar sexualmente. Outras vezes ele já não sentirá mais atração física por ela. Existe ainda outra situação que é a de uma doença crônica do parceiro que o impossibilite de ter relações sexuais. Nessa hipótese, ele(a) busca por alguém com quem se relacionar sexualmente.

Uma situação bastante freqüente ocorre durante a gravidez da esposa. Muitos homens têm dificuldade de relacionar-se com uma mulher grávida, pois agora ela passa a simbolizar a mãe. Com isso, a mulher ganha uma áurea de pureza, mas por outro lado relacionar-se com a mãe é proibido. Muitos homens se afastam nesse momento ou logo após o nascimento dos filhos, e buscam uma mulher que não tenha esse significado materno.

Esses são alguns dos motivos mais freqüentes pelos quais as pessoas acabam traindo seus parceiros. Aliás, como a escritora Martha Medeiros escreveu uma vez em uma crônica sobre traição, essa palavra é um tanto pesada. Acho que ela tem razão. Digamos então que esses seriam os motivos mais freqüentes para as pessoas buscarem relacionamentos íntimos fora do casamento ou de uma relação estável. Assim o assunto fica mais leve.

24
Conclusão

Minha intenção com este livro foi procurar dar uma visão geral sobre os temas mais freqüentes abordados diariamente com meus pacientes nesses anos todos de trabalho com a sexualidade. Procurei tratar de forma simples e direta questões consideradas comumente muito complexas e difíceis de resolver.

A idéia era procurar dar uma luz a quem se encontrasse no escuro e sem esperanças, como muitas vezes vejo as pessoas chegarem no meu consultório. Inquietar, desacomodar, questionar comportamentos e fazer pensar em saídas. Não espero que todos concordem com o que eu disse; aliás, a unanimidade não existe, especialmente em relação a um tema que ainda é um tabu. Espero que possam tomar conhecimento de outras formas de pensar e agir. Saber que outras pessoas enfrentam os mesmos problemas é no mínimo confortador. E saber que existem formas de solucionar esses problemas, melhor ainda.

Referências bibliográficas

ALLENDE, Isabel. *Afrodite: contos, receitas e outros afrodisíacos*. Rio de Janeiro: Bertrand Brasil, 1998.

BECK, A.T.; STEER, R.A. *Beck Depression Inventory*. Manual. San Antonio: Psychological Corporation, 1993.

CAVALCANTI, R.; CAVALCANTI, M. *Tratamento clínico das inadequações humanas*. São Paulo: Roca, 1992.

CONSENSO LATINO-AMERICANO DE DISFUNÇÃO ERÉTIL. *Sociedade Latino-Americana para o Estudo da Impotência e Sexualidade*. São Paulo: BG Cultural, 2002.

DARWIN, C. *A origem das espécies por meio da seleção natural ou A preservação das raças favorecidas na luta pela vida*. Tomos I, II e III. São Paulo: Escala, s/d.

FISCHER, H. *Anatomia do amor: a história natural da monogamia, do adultério e do divórcio*. Rio de Janeiro: Eureka, 1995.

FREUD, S. *Obras psicológicas completas de Sigmund Freud*. Rio de Janeiro: Imago, 1972.

FUGL-MEYER, Axel R.; MELIN, Roland; FUGL-MEYER, Kerstin S. Life Satisfaction in 18- to 64-year-old Swedes: In Relation to Gender, Age, Partner, and Immigrant Status. *J Rehabil Med*. 2002, 34: 239-246.

KAPLAN, Helen Singer. *A nova terapia do sexo*. 5. ed. Rio de Janeiro: Nova Fronteira, 1977.

_____. *O desejo sexual*. Rio de Janeiro: Nova Fronteira, 1983.

_____. *Sexual Aversion, Sexual Phobias, and Panic Disorder*. Nova York: Brunner/Mazel, 1987.

LEWIS, Ronald W.; FUGL-MEYER, Kerstin S.; BOSCH, R.; FUGL-MEYER, Axel R.; LAUMANN, Edward O.; LIZZA, E.; MARTIN-MORALES, Antonio. Epidemiology/Risk Factors of Sexual Dysfunction. *J Sexual Medicine*, vol. 1, p. 35, jul. 2004.

Coleção L&PM POCKET (LANÇAMENTOS MAIS RECENTES)

633.**Snoopy: É Natal! (4)** – Charles Schulz
634(8).**Testemunha da acusação** – Agatha Christie
635.**Um elefante no caos** – Millôr Fernandes
636.**Guia de leitura (100 autores que você precisa ler)** – Organização de Léa Masina
637.**Pistoleiros também mandam flores** – David Coimbra
638.**O prazer das palavras – vol. 1** – Cláudio Moreno
639.**O prazer das palavras – vol. 2** – Cláudio Moreno
640.**Novíssimo testamento: com Deus e o diabo, a dupla da criação** – Iotti
641.**Literatura Brasileira: modos de usar** – Luís Augusto Fischer
642.**Dicionário de Porto-Alegrês** – Luís A. Fischer
643.**Clô Dias & Noites** – Sérgio Jockymann
644.**Memorial de Isla Negra** – Pablo Neruda
645.**Um homem extraordinário e outras histórias** – Tchekhov
646.**Ana sem terra** – Alcy Cheuiche
647.**Adultérios** – Woody Allen
648.**Para sempre ou nunca mais** – R. Chandler
649.**Nosso homem em Havana** – Graham Greene
650.**Dicionário Caldas Aulete de Bolso**
651.**Snoopy: Posso fazer uma pergunta, professora? (5)** – Charles Schulz
652(10).**Luís XVI** – Bernard Vincent
653.**O mercador de Veneza** – Shakespeare
654.**Cancioneiro** – Fernando Pessoa
655.**Non-Stop** – Martha Medeiros
656.**Carpinteiros, levantem bem alto a cumeeira & Seymour, uma apresentação** – J.D.Salinger
657.**Ensaios céticos** – Bertrand Russell
658.**O melhor de Hagar 5** – Dik Browne
659.**Primeiro amor** – Ivan Turguêniev
660.**A trégua** – Mario Benedetti
661.**Um parque de diversões da cabeça** – Lawrence Ferlinghetti
662.**Aprendendo a viver** – Sêneca
663.**Garfield, um gato em apuros (9)** – Jim Davis
664.**Dilbert 1** – Scott Adams
665.**Dicionário de dificuldades** – Domingos Paschoal Cegalla
666.**A imaginação** – Jean-Paul Sartre
667.**O ladrão e os cães** – Naguib Mahfuz
668.**Gramática do português contemporâneo** – Celso Cunha
669.**A volta do parafuso** *seguido de* **Daisy Miller** – Henry James
670.**Notas do subsolo** – Dostoiévski
671.**Abobrinhas da Brasilônia** – Glauco
672.**Geraldão (3)** – Glauco
673.**Piadas para sempre (3)** – Visconde da Casa Verde
674.**Duas viagens ao Brasil** – Hans Staden
675.**Bandeira de bolso** – Manuel Bandeira
676.**A arte da guerra** – Maquiavel
677.**Além do bem e do mal** – Nietzsche
678.**O coronel Chabert** *seguido de* **A mulher abandonada** – Balzac
679.**O sorriso de marfim** – Ross Macdonald
680.**100 receitas de pescados** – Sílvio Lancellotti
681.**O juiz e o seu carrasco** – Friedrich Dürrenmatt
682.**Noites brancas** – Dostoiévski
683.**Quadras ao gosto popular** – Fernando Pessoa
684.**Romanceiro da Inconfidência** – Cecília Meireles
685.**Kaos** – Millôr Fernandes
686.**A pele de onagro** – Balzac
687.**As ligações perigosas** – Choderlos de Laclos
688.**Dicionário de matemática** – Luiz Fernandes Cardoso
689.**Os Lusíadas** – Luís Vaz de Camões
690(11).**Átila** – Éric Deschodt
691.**Um jeito tranqüilo de matar** – Chester Himes
692.**A felicidade conjugal** *seguido de* **O diabo** – Tolstói
693.**Viagem de um naturalista ao redor do mundo** – vol. 1 – Charles Darwin
694.**Viagem de um naturalista ao redor do mundo** – vol. 2 – Charles Darwin
695.**Memórias da casa dos mortos** – Dostoiévski
696.**A Celestina** – Fernando de Rojas
697.**Snoopy (6)** – Charles Schulz
698.**Dez (quase) amores** – Claudia Tajes
699.**Poirot sempre espera** – Agatha Christie
700.**Cecília de bolso** – Cecília Meireles
701.**Apologia de Sócrates** *precedido de* **Êutifron** e *seguido de* **Críton** – Platão
702.**Wood & Stock** – Angeli
703.**Striptiras (3)** – Laerte
704.**Discurso sobre a origem e os fundamentos da desigualdade entre os homens** – Rousseau
705.**Os duelistas** – Joseph Conrad
706.**Dilbert (2)** – Scott Adams
707.**Viver e escrever (vol.1)** – Edla van Steen
708.**Viver e escrever (vol.2)** – Edla van Steen
709.**Viver e escrever (vol.3)** – Edla van Steen
710.**A teia da aranha** – Agatha Christie
711.**O banquete** – Platão
712.**Os belos e malditos** – F. Scott Fitzgerald
713.**Libelo contra a arte moderna** – Salvador Dalí
714.**Akropolis** – Valerio Massimo Manfredi
715.**Devoradores de mortos** – Michael Crichton
716.**Sob o sol da Toscana** – Frances Mayes
717.**Batom na cueca** – Nani
718.**Vida dura** – Claudia Tajes
719.**Carne trêmula** – Ruth Rendell
720.**Cris, a fera** – David Coimbra
721.**O anticristo** – Nietzsche
722.**Como um romance** – Daniel Pennac
723.**Emboscada no Forte Bragg** – Tom Wolfe
724.**Assédio sexual** – Michael Crichton
725.**O espírito do Zen** – Alan W.Watts
726.**Um bonde chamado desejo** – Tennessee Williams
727.**Como gostais** – Shakespeare
728.**Tratado sobre a tolerância** – Voltaire
729.**Snoopy: Doces ou travessuras? (7)** – Charles Schulz
730.**Cardápios do Anonymus Gourmet** – J.A. Pinheiro Machado
731.**100 receitas com lata** – J.A. Pinheiro Machado
732.**Conhece o Mário?** vol.2 – Santiago
733.**Dilbert (3)** – Scott Adams
734.**História de um louco amor** *seguido de* **Passado amor** – Horacio Quiroga
735(11).**Sexo: muito prazer** – Laura Meyer da Silva
736(12).**Para entender o adolescente** – Dr. Ronald Pagnoncelli
737(13).**Desembarcando a tristeza** – Dr. Fernando Lucchese